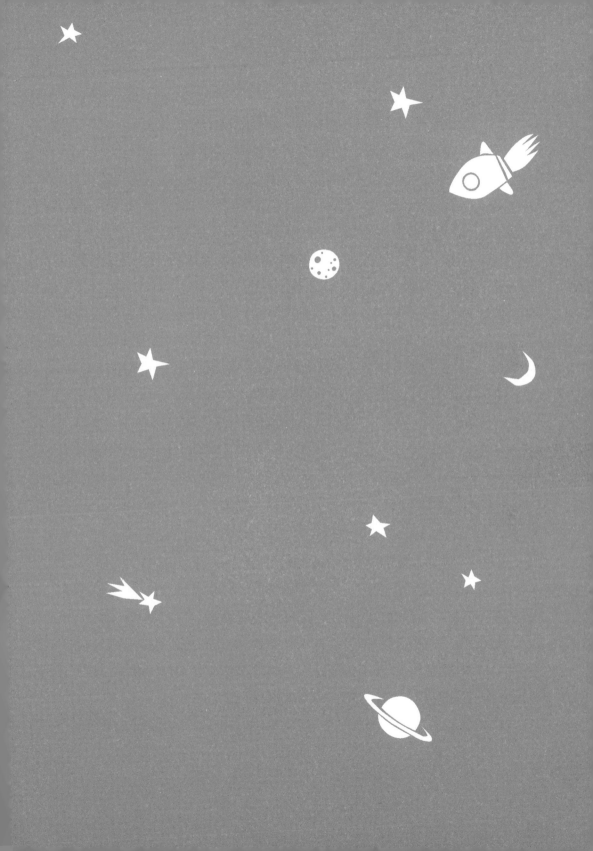

給《自閉症孩子希望你了解的 10 件事》 的各方讚譽

「這個第三版真的很了不起，是一本絕對必讀之作。愛倫從自閉症世界裡汲取了這麼多智慧，然後注入到她的作品中，我為之震撼。去買這本書，閱讀它，借出它，分享它，然後再讀一遍！」

—— 珍妮弗・麥可薇・梅爾斯（Jennifer McIlwee Myers），著有 *Growing Up with Sensory Issues: Insider Tips from a Woman with Autism and How to Teach Life Skills to Kids with Autism or Asperger's*

「《自閉症孩子希望你了解的 10 件事》的第三版，不例外，又是最好的！身為與個人、學校和父母協力合作的自閉症類群障礙的國際諮詢專家，我把這本書當作我大部分訓練裡的核心教材資源，尤其是特教領域和／或在工作上接觸自閉症患者的新手。我真的相當興奮能看到〈選擇的力量〉這個新章節的出現，如同愛倫所寫的：『真正讓我們別無選擇的情況並不多』，這一點相當正確。在一個許多方面都讓人感覺失控的世界裡，它賦予人們控制的力量。本書是你的自閉症資源系列中一定要收藏的作品。」

—— 吉姆・鮑爾（Jim Ball），教育學博士、博士級國際認證行為分析師、JB 自閉症諮詢中心總裁／執行長

「我不敢相信愛倫・諾波姆能夠把她已經是傑出的經典之作《自閉症孩子希望你了解的10件事》改得更精進，但是她做到了。我身為一個家長，身為一個需要與自閉症患者共事，且很熱衷於閱讀這個主題的人，讓我告訴你：你的書架上一定要有這本書。如果你認識這個類群裡的任何人，這本書能夠幫助你更了解他們。因為擁有原始版本的《10件事》而讓你孩子前幾年的歲月中過得充滿希望和樂觀的人，現在你需要這本更新版。諾波姆會帶你走過學齡前、初中、高中和之後的階段，並且在父母親為孩子準備進入成人時期時，繼續提供資訊和鼓勵。本書中所討論和反映的問題，很適合家長支援小組、教師訓練或讀書會。到處都是樂觀的氣氛。」

　　——溫德拉・惠特康・馬許（Wendela Whitcomb Marsh），文學碩士、國際認證行為分析師、教義學博士，著有 *The ABC's of Autism in the Classroom*

「新版的《自閉症孩子希望你了解的10件事》比以往更可觀。在你孩子生命中能夠發揮影響力的人，這會是他們的重要讀物，這個人可能是老師、治療師、親戚、鄰居，甚至公車司機，本書能夠幫助他們了解你孩子複雜且有時難以捉摸的社交、感官、行為和情緒障礙。那些無法輕易為自己發聲的兒童、青少年和成人，本書由有兩個孩子在自閉症類群上的母親執筆，賦予他們有力量的聲音，將自閉症世界裡不同現實的『內在觀點』呈現出來。新篇章〈選擇的力量〉幫助讀者看清楚，也許他們不知所措、害怕，或者有時裹

足不前，但是他們絕不是毫無力量的。這一章也提供他們一些掌握自我命運的重要措施，來幫助他們所愛的人茁壯，並且過著精采、豐富的生活。」

　　── 林西‧貝爾（Lindsey Biel），職能治療師，*Raising a Sensory Smart Child: The Definitive Book for Helping Your Child with Sensory Processing Issues* 的共同作者，另外著有 *Sensory Processing Strategies: Effective Clinical Work with Kids & Teens*

　　「每一個自閉症孩子生命中的大人都應該閱讀這本書，家長們會在這裡找到富有同理心的精明盟友──她和現在已經是成年人的兒子曾攜手走過自閉症旅程。對於什麼才真正能幫助孩子適應世界、達到自信的境界、實現他們與眾不同的未來，所有的讀者都能夠在此淨化和改善他們的理解。內容扎實的《自閉症孩子希望你了解的10件事》編排得明晰易懂，它包含了大量的詳細資訊、實用的建議和具體策略。它既注重實際、切合實用，又令人振奮，它會幫助你和你的孩子做出最好的選擇。我把它列在自閉症書籍中高度推薦的『入圍名單』裡，同時我也希望你趕快吸收它的智慧，然後跟別人分享。」

　　── 黛博拉‧摩爾（Debra Moore），哲學博士、心理學家（已退休），與天寶‧葛蘭汀（Temple Grandin）合著 *The Loving Push: How Parents and Professionals Can Help Spectrum Kids Become Successful Adults*

「愛倫‧諾波姆再次提醒我們應該學的比教的還多、聽的比說的還多。《10件事》著重於這些層面，並且提供讀者重要的見解和無價的資訊。如果你已經有了第一和第二版，你會想再買第三版，因為這本書不僅是以同理心和以當事人為中心的角度來看自閉症，它也反映出一個不斷變化的領域，以及在提倡、支持和能力上持續發展的理解。」

—— 寶拉‧克魯斯（Paula Kluth），哲學博士，著有 *You're Going to Love This Kid and Pedro's Whale*

「對於剛診斷出自閉症的孩子及其父母來說，這是本很好的書。它會幫助因診斷結果而感到恐懼的家長，為孩子著手創造一個正面的結果。」

—— 天寶‧葛蘭汀，哲學博士，著有 *The Way I See It and Thinking in Pictures*

「第三版闡明了我們對自閉症不斷發展的見解，這些見解對於家長、專家和自閉症患者來說非常珍貴。請應允自閉症孩子的希望，說你會了解和吸收這本我強烈推薦的書裡的智慧和思想。」

—— 湯尼‧艾特伍德（Tony Attwood），哲學博士，著有 *Ask Dr. Tony: Answers from the World's Leading Authority on Asperger's Syndrome/High-Functioning Autism*

「愛倫·諾波姆經典之作《自閉症孩子希望你了解的10件事》的出現，對於新的世代來說真的是太棒了！如果你的孩子被診斷出自閉症，或者如果你的孩子可能有自閉症，這是你應要首先閱讀的書。」

—— 波比·沙罕（Bobbi Sheahan），著有 *What I Wish I'd Known about Raising a Child with Autism*

「當我的孩子被診斷出自閉症時，我不知所措、心碎，又感到困惑。一、兩天之後，我隨手拿起《10件事》來讀，它就像一陣清新的空氣。在當時我所需要的並不是一堆醫學文字和研究，我需要的是這本書所給予我的——了解、同理心和希望。」

—— 凱倫·托普（Karen Topper）

「八年前在我兒子被診斷出自閉症之後，《10件事》是我發現給我最多幫助和希望的東西。自那時起，我會把它推薦給剛開始踏上這個旅程的許多家長。他們就像我一樣，完全被這本書吸引而愛上它了。」

—— 莫拉·坎貝爾（Maura Campbell），*Spectrum Women* 雜誌資深編輯

自閉症孩子
希望你了解的
10件事

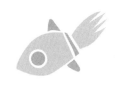

愛倫·諾波姆
Ellen Notbohm ── 著
張家瑞 ── 譯

學習如何與自閉兒溝通和相處，
認識自閉症孩子的真正需求！

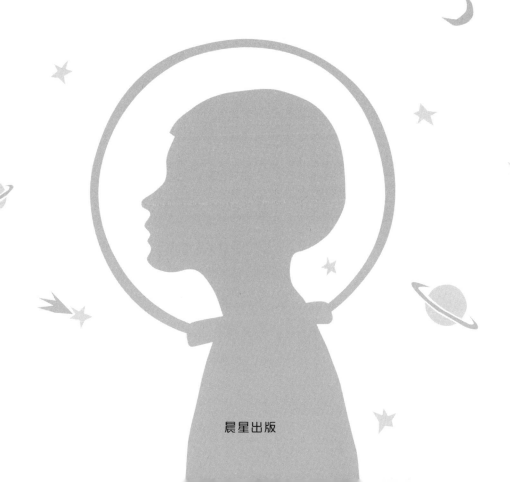

晨星出版

獻給康諾和布萊斯
他們在調教我方面值得讚許

目 錄
CONTENTS

自閉症孩子，您懂得有多少？
先懂孩子，再懂教！

　　自閉症是一個很奇特的疾病族群，目前全世界完全找不到一個明確的答案可以告訴您，「孩子怎麼了？」因為找不到病因，也就沒有一個絕對有效的理論或是治療方法，可以完整詮釋自閉症孩子該如何正確教育與治療，在療育（治療與教育）的處置措施裡也幾乎沒有一定的通用法則可循。

　　加上自閉症長期以來一直就是個案，不是通案，您會發現每位自閉症者的特質都不一樣，能力也不相同，在這類族群裡幾乎很難找到兩位表現完全相同的孩子，於是在臨床上，您很難將A孩子有效的治療手法完全套用在B孩子身上，所以療育當下，大多都只能依據孩子的發展、能力、狀態、環境……等因素決定或是隨時修改接下來的療育走向。

　　因為無穩定的規則可循，所以常會看見家長的茫然，開口幾乎都是圍繞著這幾個問題：「我的孩子會不會好？」、「孩子為什麼會這個樣子？」、「孩子還需要上哪些課程嗎？」

　　遇到這些問題，我都只能誠實的說：「我也不知道！」看似推卸責任，實際上是不捨家長毫無方向的四處求診，也是要告訴家長，雖然目前無解，但生活還是要過下去！與其思考孩子會不會好，倒不如先懂孩子，多看孩子的優點再說。

　　所以在臨床上，我最常對家長說的話就是「關於孩子，您懂得有多少？」

- 孩子目前會開口說話嗎？他說的話您懂得嗎？若不會開口說話，那麼您懂得他的肢體語言嗎？您有看見他傳遞語言的方式嗎？

- 孩子的認知能力到什麼程度呢？哪些是已會的？哪些還不會呢？您有看見他是如何學習而來的嗎？

- 孩子有嚴重的情緒問題嗎？您懂得背後的原因嗎？您有看見他的訴求是什麼嗎？

- 孩子有哪些怪異行為呢？您知道這些行為的意義在哪嗎？

- 您知道孩子最喜歡什麼嗎？孩子的眼神無法注視他人時，那麼他都在注視哪些事物呢？

- 您理解孩子的社會行為嗎？他執行的方式與代表的目的是什麼呢？

假若您都還不完全清楚，那麼我就會建議家長，是否該靜下心來好好認識孩子，而不是急著盲目追逐課程，先懂得孩子，當您了解孩子越多，就會越清楚知道孩子需要的是什麼。

這本書是從孩子的生活與家長的角度來詮釋自閉症，對於仍處於茫然的家長，借助別人的經驗，啟發未來如何引導孩子的方向會有很大的助益，很喜歡裡面的一句話：「你孩子的人生是由你的思維創造出來的，如果我們不能將自己的自閉症孩子視為本來就是有能力、有趣的一分子的話，不管我們給他多少教育或治療，都不再有意義。」期盼在教導自閉症成長的道路上，大家一起加油！

陽光種子職能治療所所長

蘇文清 職能治療師

推薦序

你正在閱讀一本很「時尚」的書

《自閉症孩子希望你了解的10件事》是一本「非常時尚」的心理書籍，怎麼說呢？時尚意味一種新時代的觀點，隨著時代的變化——當我們越來越不以心理問題、疾病的觀點來理解一個人，我認為一位稱職的心理助人工作者更應依循時代變化，由新的角度看待人的適應與改變，並著重於協助人如何超越自身或生命的限制，完整自己獨特的生活步調，從而豐厚自己的存在。

當家長面臨到自己孩子被診斷自閉症時，生命就像來了一場大意外，此書有一個相當鼓舞人心的優質出發點：「照顧自閉症兒童需要花家長多一些心力，但身為自閉症的家長今日需要的不只是毅力、好奇心、創造力、耐心、恢復力和交際手腕，還需要有夢得遼闊的那份勇氣。」

閱讀至此，我深感這是多麼與時俱進的助人想法啊。我相信身為自閉症兒童家長也能透過這個生命的意外，讓自己歷經陪伴自閉症兒童的挫折感後，一次次耐心地尋找正確的方法，並在透過與孩子不斷地陪伴練習，最終讓自己不斷地獲得勇氣與耐心，而這麼做的背後還是那份無條件的愛。

自閉症不是拿來「標籤化」的

醫學診斷「自閉症」的真正意涵不是把人標籤化，而是便於心理助人專業之間的溝通、協助，比方了解兒童「自閉症」他們可能知覺

較為敏感，所以需用不同的方法來與自閉症孩子互動，嘗試理解他們的情緒。

　　曾有位自閉症母親在身心科門診獲知自己的小孩確診自閉症，她情緒低落地走出身心科門診，她問我：「那麼接下來呢？我知道自己心裡在抵抗，但當要面對自己的孩子跟其他孩子不同時，除了標籤化的診斷結果就沒有其他了嗎？」的確，許多身心科門診或是心理師的評估報告都是注重評估結果，但對於自閉症孩童家長更重要的是，有沒有更好的方法？接下來我該如何帶我眼前這個獨特的小寶貝？未來甚至可能面對三天兩頭接到學校老師來電，告知自己的小寶貝與同儕間相處的衝突。這成為許多自閉症兒童家長心中說不出的苦，光是面對這份標籤、學校的壓力，對於自閉症孩子未來充滿擔憂，這份孤獨的苦是經歷過的人才能明白的。

　　身為助人心理工作者，傾聽著許多生命故事，讓人更有同理心去貼近個案的感受，陪伴個案用另外一種角度來看待生命，而本書給了我們很好的視野去理解自閉症的孩子，在每一章的開端，書裡面生動地敘述自閉症兒童內在的心理需求及感受，像是「我也許看起來像是在放空、對你不友善，但那都是因為我覺得必須保護自己，這就是為什麼我可能無法處理你覺得就是到雜貨店去一趟那樣簡單的事情」、「當我找不到方法敘述我的想法和感覺時，我很難告訴你我需要什麼」、「當我無法以言語表達出我內心的痛苦和驚慌時，我所做的一切都是在告訴你們，我對周遭所發生之事的反應，我並不是故意衝著你來，而且我無法停止」、「我是視覺導向者，需要你示範給我看，也許需要示範很多次」，這讓我們極深度地理解自閉症兒童的內在世

界。

　　也因此我想將這本時尚，並且暖心的書籍推薦給所有人，這本書還有許多能幫助妳／你更為理解自閉症兒童的知識，如果你是自閉症孩童的家長，你將能夠學習到如何透過觀察你孩子的優勢協助他發展，學習到更有效、具體的方法及行動計畫來回應他們的心理需求；如果你是助人工作者，你將能同理到非常多的自閉症兒童在感覺統合及心理上的困難並協助他們；如果你是學校老師，我更是推薦你學習自閉症孩子知識，看見他們的優勢類型，協助他們與家長溝通，他們不是故意在你的教室裡搗亂的。不論你是誰，都有社會責任需要了解自閉症兒童，也許我們能提供資訊給身邊自閉症孩子家長，相信這本書能好好地鼓舞他們，並能有效地協助他們了解自己的孩子。如果能多一個人閱讀這本書，就能夠多一個人真正同理自閉症的孩子，給他們更友善的環境跟他們互動。

童綜合醫院癌症中心心理師
時尚心理學講師／作家

江珈瑋　心理師

前言

當《兒童之聲》在2004年出版我的文章〈自閉症孩子希望你了解的10件事〉時，我沒預料到之後會得到這樣的回響。一位又一位的讀者寫信告訴我說，所有社會服務工作者、老師、治療師和自閉症兒童的親戚都應該閱讀這篇文章。一位母親說：「那正是我女兒想說的話，如果她可以的話。」另一位母親說：「字字句句的吶喊都是智慧。」這篇文章在全世界的網站間流傳，傳遍每一大洲（除了南極洲）。它所得到的大量關注和許多團體對它的重視，使我益感謙慎。那些團體包括自閉症和亞斯伯格症團體，但是也有支持慢性疼痛、肥胖、輔助犬、內耳功能障礙、在家自學、宗教學校教育者、編織圈、食品零售商的團體。一位在美國中西部的社會工作者寫道：「我有一種強烈的感覺，你的訊息跨越了許多特殊需求。」

「10件事」很快變成了一種運動。為什麼它的迴響如此熱烈？我認為是因為這篇作品以孩子的角色發聲，這種聲音在一片討論自閉症的高漲喧囂聲中大多無法被聽見。最激烈的對話通常是——也仍然是——最有成果和最受歡迎的。但是，討論中的對象往往是無法表達自我和為自己辯解的人，還有什麼比這更諷刺呢？我看過幾篇採取了相關方法的文章：〈老師希望家長知道的10件事〉，或是〈母親希望他們孩子的老師知道的事〉、〈自閉症孩子的父親需要知道的事〉。當我的編輯維若妮卡‧齊思克（Veronica Zysk）把其中一本大人寫給大人的書拿給我看時，我問，誰為孩子說話？

「你去寫。」維若妮卡催促我。

11

　　我的兒子布萊斯在 4 歲的時候確診。我覺得幸運的是，由於家庭成員、學校教職員和社區資源工作者之間的協同合作，他的聲音有被聽見。我由衷地希望他的成功是一個準則，而不是一個例外。我原始的文章、修訂後的文章，以及本書的原始版本，都源自於此。

　　大眾個人和整體對自閉症的態度，受到我們選擇用來定義自閉症的語言影響。煽動性和挑撥性的評論和意見，不管是有意或無意的，都攫獲了我們的注意。我們也許回應，也許失望，也許選擇忽略。但是，也許是一大堆縈繞在我們耳邊的閒言閒語，妨礙了大眾在兒童自閉症觀念上的健康發展。在閱讀本書的過程中，你會不斷被要求去思考自閉症的語言如何塑造你的眼界。本書會幫助你用也許你還沒想過的角度來審視自閉症，但是也有些事情是你不會看到的。

　　你不會在本書裡看到「自閉症」一詞以大寫強調，除非它在句首或是名字或書名的一部分。我們不會把乳癌、糖尿病、青光眼、厭食症、憂鬱症或其他非以人名為病名的疾病用大寫強調，例如亞斯伯格症。把「自閉症」大寫，在視覺上就授予了它一種原本不該得到的權威和力量。

　　你不會看到一般習慣用來形容自閉症兒童的詞彙：受苦、肥胖、完美、吹毛求疵、動怒、古怪等造成永久刻板印象的貶損說法，或是設定一些不切實際、毫無根據、無法實現的高期望的偏見。

　　最後，「正常」這個詞不會出現在本書中，除了引文之外。在我兒子剛被診斷出自閉症的那段日子裡，別人會有像是「你覺得他還能學習變得跟正常人一樣嗎？」這類討厭的質疑。我發現這些問題剛開始很令人啞口無言，到了後來，有些人冒昧的態度反倒讓我同情起他

了。我學習用微笑、眨眼和「總會有這麼一天」或者「他又不是吹風機，可以把風速設定在『正常』」來回答問題。那時候和現在，我都會引用加拿大詞曲作家布魯司・寇克本（Bruce Cockburn）的話：「正常的問題是，它總是每況愈下」。

〈簡言之，正常就是……〉是我最喜歡的一段文章，出自我和維若妮卡共同著作的《1001個自閉兒教養祕訣》（1001 Great Ideas for Teaching and Raising Children with Autism and Asperger's）。文章中，有位中學語言治療師回答一位母親的問題，她擔心兒子還沒交到許多朋友，而且也許不會「像我們一樣做所有正常青少年會做的事」。

語言治療師告訴那位母親：「去年你的兒子來找我時，他幾乎沒有任何社交思維的技巧。他不懂為什麼在走廊上遇到人要打招呼，他不知道怎麼用提問來繼續促進談話，也不知道怎麼在午休時間跟同儕相處。現在他正在為這些事情而努力，這是一個驚人的進步。」

「但是他只交了兩個朋友。」

「我會換個方式說：他已經交到了兩個朋友！一個和他分享對火車模型的興趣，另一個分享他對跑步的愛好。他知道你的感受、你的想法。所以我要跟你分享某一天他告訴我的事情。他說：『我不想交很多朋友，我沒有辦法應付這麼多朋友，一次超過一個給我的壓力太大。我可以和這兩個朋友談我有興趣的事情，他們對我很好。』」

語言治療師繼續說：「走過這間或任何其他一間學校，

你會看到各式各樣『正常』中學生的行為，你會看到書呆子的正常、好動的正常、音樂的正常、藝術的正常、技術的正常。孩子容易被讓他們有安全感的團體吸引，而現在，你的兒子找到了自己的團體。你和我要把握好分寸：尊重他的選擇，同時教導他在安心的情況下擴展自己界線的所需技巧。」

你的孩子有許多個社會自我，你都要欣然接受，那才是接受了完整的他，也重新定義了我們如何看待「正常」——一次一個人。

雖然本書所提及的10件事是根據我孩子的情況而描述的，但是這10件事並不會也不可能統統適用於所有的自閉症孩子。反之，你會在每一個自閉症孩子身上看到有些特徵和需求在程度上是因人而異的，甚至在同一個孩子身上也會每小時、每天、每年都在變化。有時候它們會重疊，或是當背景或環境發生社會上或自然的改變時，就有不同的展現。所以你也許會注意到，在本書中有時候我會用一種以上的方法解釋一個特別的點。那並不是不小心的重複或冗詞，而是特意的安排，有些事情我們往往需要多聽幾次，或是需要以一種以上的方式去完全了解和進行才能著手處理。為了能夠為我們的孩子做到這些，我們必須有切身的體認，因為這是以對自閉症孩子有意義的方式教導他們的重要觀念。這是讓你和你的孩子邁向一個有選擇的世界的起點，你可以想像，那是一個寬廣許多的世界。

隨著教育、治療、成長和發展——也包括你的——自閉症典型特

徵所加諸的限制可能會慢慢消失，而有些所謂的限制，或許會因為你把它們視為力量而轉變性質。在你讀完本書之後的日子裡，你也許會發現自己在兒童自閉症類群中，站在一個比開始時更有趣的新位置上。但願如此。

所以，在數百萬人都讀過《自閉症孩子希望你了解的10件事》第一版和第二版之後，為什麼第三版的問世仍然顯得重要？為什麼要修補沒有損壞的東西？研究宇宙進化的哲學家布萊恩・湯瑪斯・史威姆（Brian Thomas Swimme）著有《宇宙的旅程》（Journey of the Universe），他在這本書裡提到，銀河系「不是一個東西，而是一種在進行中的活動」。自閉症類群正是如此，如同在較大宇宙裡一直在改變的星球。我們在時空中旅行，有時往前飛馳，有時失速，但是每一個粒子——孩子、父母、老師、兄弟姐妹、祖父母、朋友、陌生人——在任何事情的秩序中（有時不容易找到）都有他自己的位置。一個人在自閉症類群上的定位，會隨著時間而轉變。

經驗和成熟改變了我們的看法。在《10件事》第一版和第二版之間的這幾年，適逢我兒子高中之後轉變到成人時期的歲月，包括學習開車，開始有投票權，踏入約會那個令人心慌意亂的世界，上人學和步入職場。我的定位怎麼可能沒有隨之改變呢？那些年也看到自閉症類群障礙的全球性持續增長，大家在這樣的衝擊下皆感到困惑與不安（每個人，除了邪教程度的憤世嫉俗者）。我在自閉症類群上定位的轉變不僅是由於我的自身經驗，同時也呼應了因為《10件事》而進入我人生的其他人的經歷。

自閉症從以前到現在都是這麼複雜，而且自閉症孩子——除非遇到什麼翻天覆地的大事件，不然他們會長大成自閉症成人，想在團體

在今天，身為自閉兒的父母，需要想得寬廣和夢得遼闊的勇氣。

中擁有合法的重要地位——的驚人數量亟需大眾的注意，即使是寧願將善心和公共財貢獻在其他方面的人。我們保護和支持我們的孩子，希望注意到我們的人比 10 年前更多。透過徵召的辦法，我們不只成為擁護者，也是特使。身為自閉症孩子的家長，在今日需要的不僅僅是毅力、好奇心、創造力、耐心、恢復力和交際手腕，還需要想得寬廣和夢得遼闊的勇氣。

《10 件事》的第二版自問世之後，也突然大量出現在社群媒體的交流中，其影響力不容忽視。來自自閉症孩子父母的資訊和意見，有著千變萬化的「也許這樣、也許那樣」，就像一場永無止盡的海嘯。我們之中總是有庸醫、自吹自擂的推銷者和歇斯底里的人，但是今天要把點擊誘餌從有用的資訊裡篩選出來，或是把半真相和謊言從真相中區分出來，真的比以前難多了。我們跟以前一樣，都只有 24 小時的時間。但是比以往更迫切的是，家長們想要和需要簡潔及易消化的資訊，尤其是剛開始踏上自閉症旅途的人。所以第三版的出現是為了更新和精簡《10 件事》，將焦點放在基本面和實質面，以新穎和健全的態度去強調如何磨練你最重要的力量之一：選擇的力量，以及如何利用它從一大堆「沒得選」到「多到不知道怎麼選」延伸出來的方案和可能性之間，為你的孩子做最好的決定。

所以，第三版的《10 件事》要忠於其核心理念，向我們不斷變

化的時代喊話。那個核心就是10件事永恆、無邊際、跨越文化的本質。

我在整本書中不斷提到，自從本書前兩版問世之後，我的眼界是如何地改變。書裡沒有對「早些時候」的懷舊沉思，也沒有一丁點提醒你相較於數十年前的家長，你現在有多容易遇到對自閉症的嘲諷。比我個人淺見更重要的是，這些在看法上的鮮明轉變說明了，當科技、教育和醫學進步、落伍或失敗，隨著時間過去，事物能夠產生多大的變化，我們能夠受到多大的影響——變得更好或更糟——以及你自己在自閉症類群上的發展之旅和宇宙如何塑造了你的內在和世界觀。從過去15年裡我所經歷過和我們所聽過關於自閉症的一切來看，我認為我的態度並沒有特別明顯的變化。不過偶爾還是有人會說我有「180度的轉變」。

別讓任何人說服你相信，根據新的經驗和資訊所採取的不同態度，就是「180度的轉變」。恰好相反，不能或不願意彈性思考——並且也不預期他人會這麼做——正是傷害我們孩子和社會的食古不化的態度。（諷刺的是，食古不化和缺乏彈性思考，卻是許多人蔑視自閉症孩子和對他們感到失望的理由。）我們可以在欣然接受擴展性的見解和心靈成長的同時，仍然忠於自己的核心價值，並且也同樣鼓勵孩子們。這叫做適應，這叫做學習，在我們如何看待自閉症和它為我們的孩子帶來的障礙上變得更明智，變得更完整。還記得我們歸功於達爾文的那個概念：「適者生存」？它不是指最強的、最聰明的或最幸運的，而是指最能夠適應改變的物種。

誰為孩子說話？這需要在某種程度上設想，有人能夠進入某些人

的心裡，為他們說話。鑒於想了解自閉症孩子所經歷的世界的需求，如排山倒海而來，我願意冒險一試。所以，我們有責任為他們以不同方式的思考、溝通和引導世界，賦予合理性和價值。我們需要為他們的想法和感覺發聲，因為我們知道他們的聲音也許無法說出來，或是無法透過言語表達。假如我們不這麼做，兒童自閉症的遺產，將會成為未被提及的機會，和永遠不被發現的贈禮。我們要為此呼籲大眾的行動。

事情的開端

身為一個自閉症幼兒的母親，那些日子裡我很快得知，唯一能夠預料的事情就是不可預料，唯一不變的特性，就是反覆無常。自閉症的多數情況仍然使我們感到挫折，儘管我們已經事先了解自閉症類群的本質。不過，日復一日，有時是時時刻刻，我們仍然發現自己被自閉症孩子所展現的新的和一再發生的行為難倒，無論我們多努力嘗試去透過他們的眼睛看世界。

在距今不久之前，專家們認為自閉症是一種「無藥可救的失調症」，自閉症是一種棘手的疾病，沒有自閉症人士可以過著精采、豐富的生活，但這種觀念已被持續增長（即便是你在閱讀本書的時候）的知識和了解粉碎。自閉症患者每一天都在向我們證明，他們能夠克服、彌補，或處理自閉症方面許多最具障礙的事情，這是他們實現抱負和朝氣蓬勃的生活的一部分。他們許多人不僅不追求「治療」，而且還排斥那個概念。在2004年12月的《紐約時報》一篇被廣為閱讀的文章裡，一位10年級的亞斯伯格症患者傑克・湯瑪斯（Jack Thomas）表白了一段攫獲全世界目光的話：「我們沒有生病，所以我們不能被治癒，我們生來就是這樣。」在今日，自閉症成人認同和接納傑克的立場，社群和主流媒體也應和著他們紮實有力的聲音。

我是和他們站在一起的。當非自閉症患者只根據他們自身經驗的角度來看自閉症患者所遭遇的障礙時，他們往往不經意地關上了另類思考的大門，而這扇大門會深深影響（也許是造就，也許是破壞）他們孩子的未來。

認知就是一切。當我向家長支援小組談話時，我要求他們速記一

下孩子哪些行為給了他們最大的考驗，然後以正面角度重述一遍。孩子態度冷漠——還是能夠自得其樂並且獨立做事；她魯莽輕率——還是具備冒險精神，並且願意嘗試新的經驗；她有強迫性的潔癖——還是具有優異的整理技巧；她用數不完的問題煩你——還是她對她的世界充滿好奇，並且倔強固執；我們為什麼要試圖修正表現固執的孩子，但是讚美堅持到底的人？這兩者都是「拒絕停止」這個詞義的表現形式。

我的家庭踏上自閉症類群的旅程，開始於一個基本上性情溫和但不擅於用語言表達的孩子，他會不明究理地陷入消沉。他會摀住耳朵，遠離許多活動。他只有在有社交需要時才穿衣服，而且對疼痛或冷熱的感覺，似乎並不像一般人那樣。

一個公部門的學校早期療育團隊，在布萊斯 3 歲的時候診斷出他有自閉症。在當時的初次會談期間一直到結束，我經歷了悲傷的五個階段。我的大兒子康諾在兩年前被診斷出患有注意力不足過動症。我已經曉得那些治療、社會質疑和沒完沒了的驚醒與失眠——以及筋疲力竭。

赤裸裸的恐懼激發了我。我無法想像，假如我不在我能力範圍內盡一切力量幫他準備好在一個我無法時時刻刻陪在他身邊的世界裡生活的話，布萊斯成年之後的命運會是怎樣。「監獄」和「無家可歸」這幾個字一直在我腦海裡揮之不去。有一瞬間我真的想過把他的未來留給專家，或是曾經短暫的認為，等他長大之後就不會有自閉症了。這些想法每天早上驅策我起床，又驅策我採取行動。

時間來到 21 世紀。在學校集會中，可愛的一年級新生一個接一

個走到麥克風前回答問題：「你在新的世紀裡想成為什麼？」足球明星！是普遍的答案。另外還有流行歌手！賽車手！漫畫家！獸醫！消防隊員！

布萊斯仔細地考慮問題。

「我想，我只要成為一個大人。」

響起了一陣掌聲之後，校長慎重的說：「如果有更多人嚮往布萊斯所嚮往的，這個世界會更好。」

我所知道的真相是：你的孩子有自閉症，並不表示他、你和你的家人不能過著圓滿、快樂、精采的生活。別人一開始給你的警告也許令你害怕，但是要大膽地相信這一點。我們和孩子能達成多少成就，端視我們為他們做了什麼樣的選擇。諾拉・艾芙倫（Nora Ephron）的小說《心痛》（Heartburn，又譯為《心火》）裡有一段令人難忘的文字。女主角瑞秋・沙斯特說，當你的「夢想破碎成無數個小碎片時，你還有一個選擇。你可以對它念念不忘，那是相當難以忍受的，或者你也可以離開，然後再編織另一個夢想。」

我們是可以選擇的。

如果正在閱讀本書的你是自閉症世界的新人，我要告訴你，自閉症本身並不可怕。但是你不了解它、你周遭沒有了解它的人、不求助於為你孩子準備好的現有資源——那才可能是很可怕的事情。你在這個長途旅程的起點，這本書會提醒你留意一路上可能經過的路標，那麼當你注意到時，才會對它們感到熟悉，而不會那麼陌生與恐懼。

這本書可以幫助你和你的孩子向那些需要聽到你訊息的人說話：老師、家長、兄弟姐妹、姻親、保姆、教練、公車司機、同儕家長、

兄弟姐妹的朋友、牧師、鄰居等。它可以幫助在我們孩子周圍的那些人，對自閉症常見要素有基本的了解。這樣的了解對我們孩子在走向多彩多姿、獨立的成人期的能力上，有巨大的影響。

自閉症是複雜的，但是在本書中，它的無數特徵會化成四個基本層面：感覺處理、溝通、社交理解和互動技巧，以及全人兒童的自尊議題。這些都很重要，理由是：

感覺處理。所有年齡層的自閉症患者都有高敏感性和／或低敏感性的反應，有時候是持續的而且可以預測，有時候是多變的而且不可預測。無可避免的，這會牽連到其他人事物並造成影響。當一個孩子覺得他的環境被不愉快的感覺和討厭的意外之事不斷轟炸時，你不能期望他吸收認知學習與社會學習，或是「守規矩」。你的大腦能夠同時過濾成千上萬個多感官輸入（你所見到、聽到、嗅到、觸到的等等），但是他的大腦不行。這可能引起相當於全天候的「道路暴怒」狀況，因為所有的信號都堵塞在腦幹裡。想像一下，當你陷在令人窒息的廢氣和動彈不得的車陣中卻無力改變現況時，你的感覺如何？

溝通。語言發展遲緩，在自閉症兒童身上可能是很普遍的情況。沒有功能適當的工具來幫助表達，他們的需求和慾望就不會被滿足。所產生的結果必定是憤怒和挫折，而非學習與成長。溝通能力，無論透過口說語言、圖片、手勢或輔助技術，都是基礎的表達方法，因為無可否認的，所有的孩子都有需要被表現出來的想法。無法溝通的孩子沒什麼想說的，這種假定就跟說一個沒有車的大人沒什麼地方想去一樣的荒謬可笑。

社交理解和互動技巧。這些技巧難以捉摸又變幻莫測，可能因文

化而有所不同，也可能在同一個文化裡因族群而有所不同，或是因關係而有所不同，甚至時時刻刻都在改變。沒有能力利用社會注意力和社交辭令來弄清楚在什麼狀況下該怎麼說或該怎麼做，可能令一個孩子被孤立到極糟糕的程度。一個真的無法「了解」的自閉症孩子，如果我們不提供對她的社交大腦來說有道理的明確具體的指示，並且持續提供練習和即時使用技巧的機會，她等於是在激流裡逆水行舟。

全人兒童的自尊議題。即使剩下一個人，也是一筆整體交易。我們希望自己在整體上被接受和稱讚，而不是拿出一堆特點任人專挑喜歡的說。你的自閉症孩子確實需

> **無法溝通的孩子沒什麼想說的，這種假定就跟說一個沒有車的大人沒什麼地方想去一樣的荒謬可笑。**

要有技巧的指引，才能在大環境中找到一個舒適的位置。用正面的能量和樂觀努力朝目標邁進，並不是在把孩子「修好」。所有孩子不分「特殊的」或「正常的」，教導他們成功和自足的技巧也不是要「修好」或「治療」他們，而是盡可能地幫助他們學習和掌握在獨立生活方面所需要知道的和能夠做到的。那一是種對他們的愛，用我們希望自己以全人（完整）自我被接受的心情去接受他們，指導他們走過一連串學習的過程。

布萊斯的成功來自於自尊的感受，來自於他在物質環境中努力獲得的舒適感，甚至是成年後依然不斷擴展的表達和自我主張的能力。當這些方面按部就班地在他的孩童和青少年時期裡進行時，社交學習與認知學習也隨之而來。度過的每一年裡都有令人心滿意足的成績：某一天他參加城市級游泳會游到終點，某一天他像《巧克力冒險工

廠》裡的喬伊爺爺一樣一直又唱又跳，某一天他第一次騎著單車，還有他興高采烈地度過童子軍訓練營，以及在緊張地邀請到自幼稚園起就一直心儀的女孩參加襪子舞會後的興奮不已。從初中到高中他參加了6年的田徑隊，他賺到人生的第一份薪水，獨自旅行，考取駕駛執照，把他的大學文憑掛在牆上。

雖然我們剛剛討論到的那4項要素也許對許多自閉症孩子來說很普遍，但是要記住，我們把它叫做類群的原因是，沒有兩個孩子會一模一樣。每一個類群中的人都在不同起點上展開旅程，每一個人都以他自己的速度和獨特的看法走過他的發展軌跡，而且是百分之百合乎情理的。還有，同樣重要的是，每一個家長、老師和照顧者也是在個別獨特的點上做出對這個類群的理解。就像組成電視影像的數百萬個像素一樣，每一個牽涉在其中的人都是一個複雜的綜合體。那就是為什麼成功沒有訣竅，研究、自我教育和必要的奔波不能被取代，以及人不容自滿。指導、教育和讚美自閉症孩子，會是持續進行下去的工作。

受人推崇的女歌劇家貝佛莉·席爾絲（Beverly Sills）是有兩個特殊需求的孩子的母親，她曾說道：「任何值得你去的地方，都沒有捷徑。」沒錯，而且旅程中可能充滿了發現的喜悅。現在這本指南書就在你的手上。

第 1 章
我是一個全人兒童

　　自閉症是我的一部分，而不是我的全部。你只是一個東西，還是一個會思考、有感覺、想法、喜好與厭惡、天分與夢想的人？你很胖（過重）、近視（戴眼鏡）或笨手笨腳（不協調）嗎？這也許是我遇見你時所看到的第一件事情，但你不只是如此，對嗎？

　　我是一個孩子，正在學習與成長。不管是你或我，都還不知道我可能有哪些才華。如果你只是把我視為一個東西，你所冒的風險是，你也許把期望設得太低。而且假如我感覺得到你不認為我「能夠做到」，我的反應會是「為什麼要試？」

「**你**熟悉『自閉症』一詞嗎？」

當布萊斯幼年時的特教老師這麼問時，我第一次聽到有人把這個詞用在我的孩子身上。對我來說，就像對許多家長一樣，那個時候真是嚇死了，因為這個詞擾亂了我孩子的未來，並且把它拋到不可知的環境裡。擔心未知的世界，可能是人類經驗中最深沉的恐懼，但是就在那個初次感到怯步的時刻，10月的陽光穿透了我身後牆上的窗戶，像隻鼓舞的手輕撫著我的背。被籠罩在自閉症巨大陰影下的我對它一無所知，但黑暗中閃爍著一件我確實知道的事情：我的兒子仍是那個從我知道懷了他開始起就一直愛著他的孩子，而且我仍是那個他愛著和信任的母親。自閉症摧毀不了這樣的關係。

我不是政治正確的狂熱分子，但是在那件事剛開始的時候，我必須決定我要如何看待我的孩子和他的自閉症，以及我要如何把我的看法投射給他和這個世界。他是「有自閉症的孩子」還是「自閉的」？由於當時的社會認知所根據的觀念大部分是錯誤的，所以詞彙可能多精確，但同時又多麼可能建立起嚴重阻礙孩子向長程目標邁進的期望或先入為主的觀念，我把這兩者視為一種正面衝突。

當我的家庭在1990年中期步入自閉症類群的時候，自閉症團體中的家長和專家們了解（就如我們今日依然了解）當我們使用「自閉的」一詞時，我們指的是「跟自閉症有關的，或是有自閉症的人」。但是那時候就和現在一樣，跟自閉症孩子生活在一起並且愛著他們的我們，也生活在缺乏知識和由大環境造成的不公平刻板模式中。在我兒子確診的時候，自閉症的發生率是750分之1，普遍認為自閉症是

「罕見」和「神祕」的失調症（或者更糟的「疾病」）。不管我們喜不喜歡，「自閉的」並未激發出有利的普遍反應，也沒有撩動旁觀者去看到標籤的背後的整個人 —— 他同時具有才能和與現實的格格不入。太普遍的常見反應是：「哎呀，沉默、害羞、習慣手拍個不停的人。」這種假定是一般的設限之一。或者我們也可能得到相反但同樣令人透不過氣的見解：「哎呀，笨拙、反社會的電腦／數學／音樂奇才。」

在這個聲音宏亮、暢所欲言的世代裡長大的自閉症孩子（其中大部分被強烈地認定是「自閉的」），帶來了在自閉症觀念上的最大轉變之一。他們改變了一個詞的定調，這個詞在他們小時候賦有很深的負面意含，但現在不再是一個方便的形容詞，而是許多人用來界定自我的詞彙。他們的聲音真誠可靠，而且改變了我對「自閉的」這一詞用法上的看法。不過重要的是，我們應知道自己從何處來，然後到達了我們現在所處的位置。

自閉症的負面和不正確敘述會像膿一樣惡化並且引起痛苦，我們要一一改變人們的觀念。然後我們開始問自己：詞彙能夠建立起什麼樣的期望？

在早些時候，我在尋求能夠給我一點自閉症概念的相關資訊時，我突然看到一個荒謬的網路字典把「自閉的」同義詞寫為「不合適的」，後續還有155個令人掉下巴的「相關詞」，包括麻木的、緊張性精神分裂症的、心如死灰的、貪婪的、冷酷無情的、自戀的、自愚的、沒有靈魂的、管不著的。這些詞彙裡沒有一個能用來形容我的孩子——我敢說，也不能形容你的孩子。

長期來看（時間的確很長）不管你怎麼叫它，不管是自閉症孩子、自閉的孩子、自閉症患者、自閉症類群還是自閉症障礙，對於兒

> **對於兒童自閉症你選擇相信什麼，也許是影響他最終結果的最大單一因素。**

童自閉症你選擇相信什麼，也許是影響他最終結果的最大單一因素。你在一天裡，基於自己的觀點有意或無意地做了數百個決定。未能看清標籤後的孩子的完整性，會使你和你孩子的人生更難受。當孩子們在發展時間軸上緩緩行進時，他們會在均衡與不均衡間盤旋穿越。大部分的孩子會考驗你的限度，在公共場合說些蠢話，把倔強度提高到極點，把蝙蝠俠沖到馬桶裡，忽略衛生問題，在不順心時又哭又鬧。把這些全部怪到自閉症頭上，不僅不正確，也不公平，它剝奪你欣賞你孩子典型發展層面的機會。他跟所有其他的孩子一樣有願望、偏好、喜歡、厭惡、恐懼和夢想。在適當的時候給予教導，他便能夠告訴你關於他們的事，儘管也許不是透過詞語。

將從前先入為主的觀念一筆勾銷，來展開他／她的人生和教育，這是每個孩子應得的。即便是非惡意的，幫人家貼上標籤這種事也很少不造成傷害。想想看，我們從各種方面在孩子前面放個形容詞，這會深深影響到我們的期望和孩子的潛力。

門檻太低

「布萊斯在我班上各科都拿Ａ。」一位老師在初中第一年的家長會上對我這麼說。「他會做人家要求他的每一件事，他的作業從不遲

交，他熱衷參與班上的活動，而且上課從不分心。」

他繼續道：「布萊斯超越了我所知道的自閉兒能夠達成的一切事情，我從前教過兩個自閉兒。他的創造力和組織能力遠遠超過其他的……。」

他的聲音愈來愈小。「我想我明白了，」他說：「那個詞也許設立了一個比孩子能力更低的期望。我說的對吧？」

是的，他明白了，一個已經夠好的老師為布萊斯之後的每一個自閉症孩子變得更好。那個老師體悟到，當他把「孩子」與「自閉」擺在一起時，他在心裡就為孩子無法做什麼設下了一個門檻。每一個和這種孩子互動的人都在不同的地方設下一道門檻，無論是太低（「你認為我做不到，那我為什麼要試？」）或太高（「我永遠不夠好，那我為什麼要試？」），難道我們就應該強迫孩子繞遠路來滿足也許是我們自己思慮不周的期望？原本的道路已經夠長的了。

門檻太高

「今日的自閉者，明日的天才。」

當休旅車後方這個特大的貼紙漸漸出現在我眼前時，我想到，造成永遠刻板印象的訊息，即使出自於善意，也是很危險的。「今日的自閉者，明日的天才」，這個崇高而陳腐、大部分的自閉者都無法成就的角色刻畫，為它想支持的人設下了失敗的結局。曾經有一位初中的行政主管告訴我，他有多高興認識布萊斯——一個既不是天才也沒有行為問題的自閉症孩子。意思是，如果那個經驗老到的教育學家發

29

現他聰明得不得了的話，就是件壞事了，不是嗎？把門檻設得太高，把個人或社會期望設定為自閉兒每天起床一睜開眼睛就是個超級天才，很可能造成家長無法切合實際地體會到他／她孩子的優缺點，以及孩子可能一輩子都有長期能力不足的感覺。想像一下──這個缺乏耐心的社會，它的眼睛一直盯著你，以十指擊鼓，等待「天才」的出現。無論孩子刻苦或快樂地調適自己的定位，冀望有偉大創舉的期待，註定是（又）一個沉重的負擔。

一位6歲孩子的母親告訴我，在所有關於她兒子自閉症的問題裡，其中最令人耿耿於懷的是：「他有什麼才能？」有些自閉症孩子終究會展現出他的天才，但大部分的不會。有些人沒有自閉症，但他是天才，可是大部分的人不是。無論我們的孩子未來會不會展現出天才，我們都應該給予他們信任、信念與支持。天才不能保證人生中的獨立自主、高生產力或滿足。我們知道有個自閉症年輕人，他長大後真的成為數學天才。他的母親很擔心，因為他們是數學天才家庭──長期失業的數學天才。她親眼見證，天才不等於和同事或客戶有效率地互動、接受指導、設定目標、在期限前達成任務的能力。如果她的兒子比較不那麼天才，但具有較多的社交理解力和一點符合市場需要的工作技巧，她會比較快樂。

門檻太寬

現在來看一下我的職業生涯，因為跟這則討論有關。編輯和指導者不斷對作者耳提面命，要避免形容詞，改用更強烈、更生動、更寫

意的名詞、動詞和片語。這些詞彙不可能隨時從作者的腦袋裡蹦出來，往往需要費些功夫擠出更特殊、更有感染力的詞，但是那通常讓敘事走向一個更引人入勝的劇情。不管你是不是作家，在你孩子出生的那一天你就成了一個說故事者。你要怎麼敘述你孩子發展的每一個階段，將會決定被吸引者的類型。說故事的方式會影響在其中扮演了一頁、一章或更長篇幅的角色的人，也會影響到不再出現於故事裡的人。

回顧超過20年來在許多「個別化教育計畫」會議和教師會議中，當我或75個左右教過布萊斯的老師討論到他的自閉症時，我可以算得出來，只有幾次提到他的名字。那些往事歷歷在目：數百個小時和數百頁的深度討論，以及針對社會情緒、學校、語言和感覺議題、目標和目的等等商討對策。年復一年，經過一次又一次的會議，我們極成功且不帶成見地界定、構築、應付、克服每一個問題。在適時的教導之下，布萊斯學習成為一個能夠有效自我主張的人——基於他對自己學習和處理方式的理解來為自己的需要提出請求。被貼在學習和處理方式上的標籤，並不是他主要要應付的問題。他把自閉症視為自己的一個很重大的部分，它一直都在，他也清楚界定了也許被認為是「典型」或「一般」的角色層面和世界觀。他把自己比喻成星際大戰裡的史巴克，說史巴克的瓦肯血統和人類血統都共存在他身上，影響了他體驗認知和社會情緒的思考方式，有時候是令人意料不到的方式——但都是來自於他完整的自我。

當我們向孩子描繪他所居住的世界時，自閉症患者很少能提供精簡、預先準備好的回答或口齒伶俐的陳述。多年來在面對日營活動、

游泳課程、新老師、教練、鄰居或朋友時，我的開場白不是說明兒子的自閉症，而是提供一份精簡的清單，列出他的自閉症可能如何影響他在環境中的表現，包括溝通技巧和適應力，這樣可以幫助他在每一個環境中盡量做到最好。我要求大家直接和他說話，近距離，不要用俚語或諺語，身教重於言教，將他的注意力引導到適當的同儕模式上。這些指示雖然簡單，但不是簡化。這些具體的方向使我兒子生命中的其他人得到一些工具，幫助他將成功變為可能。

這是最近才發現的事情，一則闡述自閉症的能力類群有多廣大的新聞吸引了我的注意。一位為成年的孩子尋求服務的母親說：「講到學習，他幾乎可以說是個學者，但是那些東西又不能拿來用。」在高中的時候，這位年輕人在純數學方面的得分率是92%，但是卻被日常生活上的問題難倒了。這位母親說，她花了4年時間教她的兒子自己搭公車。在我家裡（類群上的另一端）布萊斯也許像我們大部分人一樣在一堆事情裡費力地摸索，而標準化測驗就是他的剋星。在他15歲的時候，我教會他自己搭公車只花了1個小時。至於他想學的其他日常生活技能，情況也差不多。

籠統的說，這兩位年輕人都可以稱作自閉的。從它較不具傷害性的角度去看，這一詞無法解釋每個人的獨特障礙和需要。我的孩子是「自閉的」，除了廣義的診斷結果，這一詞什麼都沒告訴我。它不能幫助我了解他所遭遇的障礙、他的力量、他可愛和惱人的特質。誰令他開心、困惑或害怕？誰關心他、鼓舞他或激起他的好奇心？我們需要知道這些事情，因為從較令人擔憂的角度出發，由單一形容詞描述符號製造出的同質化思考，會妨礙孩子們取得他們所需要的個別化服

務。這就是二分法，只有一線之隔：在大多數的案例中，你需要標籤才能取得服務。並不是說標籤不準確或本來就不好，但是你要決定怎麼用它來作為一種前進工具，而不是被你或任何人拿來當成限制因素的藉口。我們也需要當心這個被廣為濫用的單一形容詞描述符號。全世界都一樣，我們許多人都看過這樣的無數例子——「自閉的」被當成一般目的的貶抑詞，用來形容一個人不合作、好鬥、情感疏離或難以溝通。每一回遇到有人使用剝奪孩子接受檢驗、治療和教育等身為一個具有特殊需求和力量的個體應有的權利的任何文字時，我就很抗拒。把對自閉症的刻板印象當作方便的辱罵文字，這樣的文化共同選擇，為我們的孩子在被視為完整個體的社會接受度上增加了障礙，而這也是驅策我們的語言以更具體、更具教化作用的方式來描述我們的孩子的另一個理由。

自閉症孩子都會長大，而且許多會長成大人的自閉症孩子選擇將自己界定為自閉者，有些不會把自己歸類於那個或其他任何標籤。在所有的情況裡，選擇都只是他們自己的事。理想上，他們會以有全新可能性的孩提時期（就跟所有人的孩提時期一樣）為基礎來做選擇。在他們來到成人時期之前的幾年，大人在他們成長的路上培育他們的技能和資產，提供認知教育及社會情緒教育和指引，教導他們做有效的自我主張，以及自閉症也許是他們所遭遇的障礙的背後原因，但絕不是一個藉口或特別通行證。

所以，不管是自閉的、有自閉症、自閉症患者、自閉或自閉症類群者，你在運用這些詞來描述你孩子的時候要回歸到現實面，並且問問自己，它是否在任何方面限制了你對孩子未來發展以及她／他能為

我們的世界帶來何種價值的看法。如果是的話，記住，沒有東西——
沒有東西——是注定的，而且你們在一起的時光充滿著無限的機會。

章末討論與省思

- 在你的經驗裡，當聽到「自閉症」一詞時，一般大眾或其
  他家長、老師或媒體自動聯想到的限制或「不如」是什
  麼？舉一些例子，說明你或其他人在與「自閉症」一詞做
  聯想時產生的先入為主的觀念。

- 作者指出：「……對於一個孩子的自閉症，你選擇相信
  的，也許是影響他最終結果的最大單一因素。」你同意或
  不同意？為什麼？

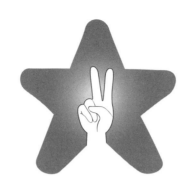

第 2 章

我的知覺無法同步

　　這表示也許你甚至不會注意到的正常視覺、聽覺、嗅覺、味覺和觸覺，對我來說可能非常痛苦。發生在我周遭的事情常常令我很不舒服，甚至害怕。我也許看起來像是在放空，或者對你不友善，但那都是因為我覺得必須保護自己，這就是為什麼我可能無法處理你覺得就是到雜貨店去一趟那樣簡單的事情。

　　我的聽力也許超級敏銳，我可以聽到十幾個人在嘰嘰喳喳地講話，即便他們離我很遠，即便我沒看見他們。擴音器隆隆地播報著今日特惠，音響發出響亮刺耳的音樂，收銀機發出嗶嗶噗噗的聲音，咖啡磨豆機發出軋軋聲，切肉機發出

尖銳的唧唧聲，嬰兒哭鬧，車子咯吱咯吱地行進，螢光燈發出嗡嗡聲。我的大腦無法過濾所有輸入的聲音，我的負荷太多了！

我的嗅覺也許超級敏銳。販肉櫃台上的魚似乎不會引起你的注意，但我聞到了它的腥味，站在我旁邊的那個傢伙今天沒有洗澡，熟食店正在把它的香腸樣本掛出來，隊伍中排在我們前方的嬰兒在尿布裡便便了，有人在第三排走道用含阿摩尼亞的清潔劑拖地，清理被打破的一瓶醃菜。我覺得好想吐。

進入我眼裡的東西也很多！螢光燈不只太亮，它還不停地閃爍。還有地板、貨架、貨架上的東西——好像都在動。跳動的燈光把所有東西都反彈回去，扭曲我所看到的畫面。周遭的東西太多，讓我無法專注，而且我的一部分大腦也許會關機[1]。天花板上有風扇在旋轉，我身旁有那麼多陌生的臉孔和身體在動來動去，當他們靠近時我好害怕。所有的一切讓我只想站在那裡，然後情況變得更糟——我甚至感覺不到自己身體的邊緣在哪兒，就好像漂浮在太空裡一樣。

---

1 用成人的話來說，這種因應反應是我們所謂的「管狀視覺」。

感覺統合也許是自閉症最難讓人了解的層面，但也許是最重要的。我們的感覺系統是資料聚集者，它們是把資料餵給我們大腦的「輸入」管道，而那些資料有助於使我們明白周遭所發生的事。假如一個孩子的世界極其喧鬧、亮得眩目、飄著無法忍受的臭味，而且完全複雜到無法引導，那麼認知和社會情緒學習便無法切入他的內心。他的大腦無法過濾感覺輸入，而且他常常覺得負荷過多、失去方向感，和無法安定下來。

然後我們進入這個嘈雜、眩目的感覺酸雨風暴裡，注入我們的期望，要這個孩子「注意」、「守規矩」、學習、遵從使她困惑的社會規範，並且與我們溝通，這些通常是經由我們所選擇的模式，根本沒想過對她而言是否有意義。忽略一個孩子在感覺上的障礙，你絕對無法靠近她，從而發現她的能力。感覺議題對於她整體運作的能力而言，就是那麼重要。

想像你自己在世界上最刺激的雲霄飛車上（假如你不喜歡雲霄飛車，這樣更好），康尼島和六旗樂園是歡樂的度假聖地，但是當你坐

> **忽略一個孩子在感覺上的障礙，你絕對無法靠近她，從而發現她的能力。**

在奇蹟女神金索、鋼鐵復仇者或京達卡這些雲霄飛車上時，你白天的工作能夠做多久？當你在忍受暈眩、同車遊客的尖叫聲、迎面而來的急速風力、突然間掉落和轉彎、感覺頭髮被吹到嘴巴裡、牙齒間跑進蟲子的時候，你還能夠開會、教書、做一個迷人的晚餐伴侶、寫報告和打掃房子嗎？偶爾的驚險刺激也許很好玩，但是必須承認——在坐了3分鐘之後你會想結束。對於許多自閉症孩子來說，那是沒有終點

的旅程。每天24小時，每週7天，根本不叫做驚險刺激。

　　遇到需要費力了解的觀念和情況，我們會很自然地躲開，去尋找比較簡單的解決方式。對於非專業者來說，要經過一番艱辛研究才能了解感覺處理議題對一個特殊的孩子有什麼影響，這可能十分令人望之卻步。那是一個無限複雜的領域，它滲透在每一件我們所做或嘗試去做的事情裡。這就是為什麼它是我們在自閉症方面首先要提到的事情。

　　長久以來，科學認定感覺統合發生於腦幹，而且感覺處理失調會造成一堆訊息堵塞在大腦裡。你也許已經看到了感覺超載的表現，但卻無法辨別出來。用手捂住耳朵是一個很明顯的暗示。你會常看到比較不明顯但並非能夠忽略的行為叫做自我刺激行為，例如搖晃、咀嚼、拍手、搓揉、踱來踱去等重複的習慣。看似難以理解的行為，例如攻擊、過分的愚昧、笨拙，和對受傷的過度反應或反應不足，都可能有一個基本的感覺原因。在較極端行為的例子裡，像是崩潰，觸發點也許不明顯，然而，感覺超載應該是首先要質疑的對象。質疑可能很微妙、難處理，又冗長。但是關於自閉症的少數幾個普遍真理之一是：無論行為看起來多無緣無故、多隨意，必定其來有自，一定有一個觸發點（我們會在第9章詳盡地討論）。你一定要把它找出來，並且記住，如果你的孩子不說話、所用的詞彙有限，而且／或者沒有其他有效的溝通方法，她就無法告訴你是什麼引起那樣的不適。即使她是個喋喋不休的亞斯伯格症孩子，看起來是多麼的能言善道，也可能沒有足夠的字彙或老練的自覺來描述她複雜的神經系統裡發生了什麼事。

　　發展出對感覺統合的實際了解，可能是項挑戰，在我們體內運作的感覺系統多達 21 種。你所熟悉的是其中著名的 5 種：視覺、聽覺、觸覺、嗅覺和味覺。另外還有 4 種，一般被歸類為人類的感覺：

1. 平衡感：平衡的感覺或前庭覺。
2. 本體感覺和肌肉運動知覺：一個人的四肢和身體在空間中的方位和移動。
3. 傷害感受：疼痛，分為 3 種：皮膚的／表面的；胃的／深層組織或肌肉；內臟的／器官的。
4. 內感受：幫助我們調節身體的內在狀態——疲倦、飢餓、需要排泄，焦慮的生理展現，例如心搏或呼吸速率。

　　當這些感覺的任何一種失準的時候，可能會為你孩子的人生帶來浩劫。

　　關於感覺系統的全面討論，不在本章的範疇中。接下來的內容是對於 7 種主要感覺及其失調症可能對自閉症孩子有何影響的短篇說明。超敏銳感覺系統需要將超載的感覺鎮定下來，但是感覺也可能是反應遲鈍的，在這種情況下所需要的是使反應遲緩的感覺提高警覺，而不是鎮定。一位精通自閉症的職能治療師，可能在評估、解釋和陳述你孩子或學生的個案問題上是無價的。還有，要記住，所有孩子感覺的敏銳度也許是不一樣的。有些也許過高，有些也許過低，而有些可能每天都不一樣，甚至時時在變化。

視覺

對於許多自閉症孩子來說，視覺是他們最強烈的感受。好消息／壞消息是，雖然他們更仰賴以視覺輸入來學習和引導他們的世界，但這也可能是首先變成過度刺激的感覺。明亮的燈光或物體、光亮的反射面，太多在視覺範疇裡的東西，或以高速或不規則速度移動的東西，可能造成扭曲和感覺上的混亂。

這種感覺在許多自閉症孩子身上很普遍，所以本書稍後有單獨討論它的一章。

在此我們會注意到，儘管視覺也許在許多自閉症孩子身上是最強大的，但是也有些人的視覺是機能低下或失調的。這種情況的展現可能是一個不停搖擺或晃動的孩子（試圖改變視覺畫面的角度），對高度的變化（梯子或樓梯）感到害怕，或是變得對移動的物體（模型火車、水車）感到著迷。生理上的限制可能也有關係。有些孩子可能缺乏深度的覺察力，視野有限（試想透過紙管看東西，然後遺漏掉你身旁的其他一切事情），或者他們世界的視覺畫面也許看來既扭曲又片斷，就像畢卡索的畫。

聽覺

我們的聽覺幫我們提供巨量的資訊。我們吸收，然後立即將聲音的組成特質——音量、音調、頻率、振波——以及方向性分析出來。我們會轉過頭去尋找說話聲、腳步聲和車子聲音的來源。當聽力在一

般的精準度時，我們會豎起耳朵，專注聽耳語者在說些什麼。只有最大聲的聲音才會使我們退縮，摀住耳朵，或是用其他方法保護自己。

　　對於許多自閉症患者來說，聽覺是最常受到損害的。超敏銳的聽力可能導致難忍的疼痛。一般日子裡的聲音對他們來說太吵、太高、太突然、太尖銳、太擾人。自閉症孩子也許可以聽到你的耳朵所聽不到的聲音，這個已經令他不知所措的世界，又加上了震耳欲聾的不適。她可能缺乏忍耐和／或過濾聲音的能力，也無法穿過吹風機或電視機的聲音來辨別出你的聲音，或是穿過課堂上一堆喃喃細語和其他人的移動來分辨出老師的聲音。乍看之下井然有序的環境，對於聽覺高度敏感的孩子來說，也許是令人困惑的喧嘩雷區。

　　顯然太吵的事件，像是響亮刺耳的音樂、在體育館打籃球、自助餐廳裡和操場上的雜音，以及救護車的鳴笛聲，這些日常中的喧鬧都是可能誘發生理痛苦的例子。突然暴發出來的聲響，像是消防演習或車子引擎逆火的爆響，有可能觸發某種程度的驚慌，你的孩子也許需要好幾個小時才能夠平復。有一些極端的例子是，孩子能夠聽到房間裡其他人的心跳聲。如同在海邊享受拍擊的碎浪時，忘掉浪花，想著它的拍擊，就像感受頭痛一樣。

　　沒那麼明顯但具侵略性或令人無法忍受的，是一般看似沒有威脅性的噪音。他不是因為不喜歡他的家人而躲到房間裡，他是想逃離從洗碗機、煮咖啡機、洗衣機、吹風機、吹葉機和電視機等一起發出來的不和諧聲音，他也許就陷在那樣的循環當中。到了學校，上課的時候他的同學都在聽老師講話，但是自閉症孩子沒有辦法把老師的聲音當作他應該適應的主要聲音。對他來說，老師的聲音和削鉛筆機的軋

軋聲、窗台上蒼蠅的嗡嗡聲、外面除草機的隆隆聲、他後排同學持續的咳嗽聲，和隔壁班級從走廊到圖書館的踏步聲一樣難以分辨。

知名作家暨自閉症倡權者天寶·葛蘭汀是一名自閉症患者，寫過和談過許多關於自己的經驗，她說過一段簡潔而有情理的話：「沃爾瑪就像在搖滾演唱會的擴音器裡一樣。」

這是一個友善的告戒：你孩子的超敏感聽覺不一定都是痛苦的，也許會像漫畫的超級英雄或漫畫家蘇斯博士（Dr. Seuss）的故事一樣。我們許多人都記得蘇斯博士的漫畫《吹牛》（The Big Brag），故事中的兔子宣稱自己可以聽到90哩外的蒼蠅在咳嗽。這是一個極端的例子，有趣極了。但是對於自閉症孩子來說，可以聽到（和重複）發生在對面教室或室外空間的對話，並沒有什麼好稀罕的。有一位母親向我（開玩笑地）發誓說，她的女兒可以聽到鄰郡的洋芋片袋子被打開的聲音。我兒子在學步時常常望著天空說：「飛機！」過了30秒之後我才聽到或看到。你孩子的超敏感聽覺也許為「小孩子耳朵長」這句俗話下了新的註解。

聽力的低敏感（敏感度不足）也是有它的麻煩。它影響到語言的發展和使用、社會情緒學習和課業。孩子也許會錯過人家所說的隻字片語，無法處理某種類型的聲音，或者會把他們聽到的話當成是一長串的聲音，而不是個別的詞彙或片語。孩子看起來懶惰或不聽話，也許是感官受損，使他們無法聽懂和／或處理日常生活中的一般聲音。

低敏感聽覺的孩子在處理來自於聲音的資訊時也很費力。他講話的聲音也許太輕或太大；也許想找出吵雜的電器用品（除草機、吹風機、果汁機），或找出可以接收額外感覺輸入的環境；粗魯地玩弄玩

具和其他物品，來製造碰撞的聲音；對奔流的水（瀑布、自水龍頭流出的洗澡水、沖水馬桶）呈現著迷的樣子；或是喜歡發出振動／嗡嗡聲的玩具。

不管刺激過多或不足，如果你的孩子或學生能夠遵從書寫或視覺上的指示，但是要很費力才能夠了解或無法了解口說指示，可能就有聽覺處理困難。

觸覺

我們的皮膚可以接收數量驚人的資訊：輕觸和深壓、各種溫度、各種疼痛或刺激、振動及其他移動，和從黏滑到粗糙的質地。

觸覺上的高敏感叫做觸覺防禦。一個被自己的皮膚困住的自閉症孩子，在遇到不舒服的衣服、他人的彆扭觸碰，和她在摸或吃的時候遇到的討厭質感時（在你看來溫暖和友善的擁抱，對她來說也許是種折磨），沒有辦法調節那種如大雨傾盆而下的苦惱感覺。

對於觸覺防禦的孩子而言，衣服上的標籤、鈕扣、拉鍊、手腕或脖子上的鬆緊帶，以及類似的衣物飾品，都會造成不斷的分心。不管是在室內或戶外，都不要打赤腳走路。（你家裡有人墊腳尖走路嗎？）孩子也許會躲開你的擁抱，並且像獾一樣掙扎抗拒剪頭髮、洗頭髮、刷牙和剪指甲。需要親自動手的遊戲，像是手指畫和沙盤活動，引起的壓力也許多過於樂趣。

低敏感會造成刺激不足，以及渴望有觸覺的孩子。她是那種摸著每一間教室的牆壁走路的孩子，一定要碰到每個人和每件東西，或者

也許不會受到氣溫變化的影響。她也許表現出令人費解、甚至擾人的行為，有時候近乎危險。她也許會自我刺激到傷害自己的程度（咬、捏、用各種東西在自己身上施加壓力、太用力刷牙），沒察覺到她行為的強度和對疼痛及溫度感的高門檻。她也許比較喜歡緊的、重的或有織紋的衣物，或是喜歡做些奇怪的事情，像是衣著完整地洗澡。她也許會藉著故意去碰或撞上東西或別人，來找回她的感覺，但是在其他人對她的「笨拙」表現出不耐煩、生氣或嘲笑之後，她最後又迴避做新的嘗試。因為低觸覺處理的孩子會尋求不斷的接觸，家長也許會以為他們愛纏著人，其他人也許覺得他們的碰觸具侵略性而且不適當。

　　大部分的職能治療師會告訴你，他們可以多成功地降低超敏感觸覺或喚醒低敏感的感覺。以下是一位母親的實話：她的孩子小的時候都不穿衣服，能躲就躲，而且只對少數在乎的人給予向後的擁抱（把臉轉開）。三年級的時候，他選擇了牛仔褲和絨布襯衫。到了五年級時，他已經做過健行、騎腳踏車、背包旅行和激流皮划艇等戶外活動，且在戶外與各種黏糊糊的小動物或物質打交道而面不改色。在適當和規律的干預下，確實會得到這樣的可能性。

嗅覺

　　「呃，是什麼好臭？」是我們家裡常聽到的話，但其實我根本沒有嗅到任何味道。教學助理告訴我，他們的自閉症學生會用「你聞起來好奇怪！」問候他們，即便他們剛洗過澡。嗅覺防禦（超敏感的嗅

覺）常見於自閉症孩子。一般人認為的愉悅香氣或聞不到的氣味，足以造成自閉症孩子的痛苦，甚至生病。是否有某種顏料、膠水、香水或地板清潔劑曾讓你感到頭痛？是否有魚、青花菜、大蒜、貓食或林堡起司的氣味曾令你想吐或流眼淚？把那種感覺提高很多倍，你會略為知道你的孩子也許正在經歷的事情。別要求你的孩子幫小貓換砂盆，那種「無味」／天然柑橘／循環再利用的松木混合物，結合藏在裡面「你知道的」那玩意兒，會把你可憐的孩子熏到忘記今天是星期幾。

　　以下是家裡潛在的嗅覺傷害物：

- 有香味的洗衣產品（如果沾在他的衣服上，他就躲不掉了）
- 有香味的肥皂、沐浴乳和洗髮精（包括兒童香味的，像是泡泡糖）
- 浴廁芳香劑（它們只是再加上另一層味道）
- 手、臉和身體乳液
- 除臭劑、鬍後乳液、古龍水
- 頭髮造型產品
- 美甲產品
- 房屋清潔產品，像是阿摩尼亞、漂白水、家具亮光劑、地毯清潔劑、溼紙巾，其他芳香清潔劑
- 做菜的味道
- 後院及花園裡的化學物質

　　在學校的環境裡我們會遇到的情況有美勞區、科學實驗、同學身

體上的沐浴乳和洗潔精、芳香筆、老式的燃油爐，或是朝向新割草開放的窗戶、剛施肥的草坪、倉鼠籠子和忘在櫃子裡好幾天的午餐。不只一個自閉症學生經歷過在自助餐廳裡無法克制的嘔吐反射。（如果午餐時間的味道會困擾你的學生，就提供其他地點用餐。）

刺激不足的嗅覺，在孩子身上的表現是也許看起來對嗅自己和別人的味道過於感興趣，或是反過來，沒聞到自己或別人的味道，所以或許察覺不到該洗澡或刷牙。她也許會把不是食物的東西放進嘴巴裡，像是汙物、漿糊、銅板或肥皂。或者她可能顯得對別人感覺討厭的味道缺乏敏感性，像是尿液（尿床）和糞便（沾黏）。前述兩種狀況也都可能是嗅覺刺激不足的跡象。

味覺

我們對味道的感覺跟嗅覺有密不可分的關係，嗅覺的角色就像哨兵一樣。如果食物聞起來很危險——發霉、燒焦、有腐臭味，或「變質」——我們不會把它放到嘴裡，這是保護我們不要吃到毒物或毒素的自然方式。一個人的嗅覺可能改變他對某個東西風味的感受。超敏感味覺系統隨著對刺激性味道感覺的增加而有所反應，例如苦味（譬如存在於許多蔬菜裡的植化素）和辣味（含有唐辛子的辛辣食物，譬如辣椒）。超敏感味覺系統也可能因為溫度或質地而排斥食物；孩子也許會避開冷的食物（冰淇淋或冰過的果汁）、軟泥的／滑滑的食物（布丁、罐頭桃子、調味品），或混搭在一起的食物，像是砂鍋、三明治或湯。肉的粒狀質地往往令他們不舒服，碳酸飲料也是。結果

是，許多有自閉症類群障礙的孩子挑食的程度令人驚訝，有時候只剩幾種食物可以選擇。

在敏感等級另一端的是低味覺者。這種孩子可能對味道的知覺降低，而且也許 1) 看到東西就吃，因為都很好吃；2) 吃得少，因為以食物作為愉快的感覺經驗是沒意義或沒興趣的；3) 吃奇怪的食物組合（例如，薯條沾桃子優格，熱狗塗花生醬）；或者 4) 吃一堆嚇死人的非食物，像是泥巴、黏土、膠水、咖啡渣、灰塵球和紙。

潛在的生理問題，例如礦物質缺乏症，也可能改變孩子對味道的感覺，而且可能導致不良的口腔衛生，然後再造成病毒或細菌感染。

高味覺者（有時叫做超級味覺者）和低味覺者的健康情況都很令人煩惱。高味覺者排斥許多高健康益處的食物，像是蔬菜。低味覺者剛好相反，容易有過多的口腔滿足以及與飲食過量相關的疾病，到了成年之後，也可能酗酒和抽菸。

應付味覺敏感度需要有相關知識的眼界、精細的評估，以及時間和耐心。為了你的神智著想，在沒有職能治療師建議的狀況下，「不要在家裡嘗試」。

前庭與本體感覺

就像運作順暢的會計事務所一樣，這兩個重要但很少被了解的感覺，當一切進行得很順利的時候不會有人注意到。只有在事情出岔子的時候，我們才意識到混亂的出現，這是基礎架構的零件故障了。

前庭系統透過回應於眼睛和腦袋位置的改變，來調節我們的均衡

感（平衡、穩定）。它的指揮中心位於內耳，本體感覺利用來自於關節和肌肉的回饋來告訴我們，我們的身體處於空間的何處，以及有什麼外力和壓力作用在我們的身體上。由於前庭和本體感覺問題不容易被未經訓練的眼睛辨識出來，所以我們往往不會知道，也不去治療，徒讓自閉症孩子自己無助地應付極不友善的環境。

前庭和本體感覺損傷，可能阻礙或終止了日常的運動功能。孩子也許會被自己的腳絆倒，走路時撞到牆壁，或是從椅子上跌下來。他也許會產生重力不安全感，遇到雙腳不能接觸地面的情境就變得焦慮不安，像是爬上溜滑梯的階梯、使用公廁的馬桶、騎腳踏車，和坐在太高且沒有腳踏板的椅子上或凳子上。我們也許會在不知情的狀況下以我們自己額外的期望要他學習新技巧，無論是認知的／學術的、社交的或大肌肉運動等，而增加了他應付基本運動的焦慮。就這一點而言我們很容易了解，為什麼許多有自閉症類群障礙的孩子會因為預期的情況多到受不了而躲避運動：做出某些姿勢；具有執行一連串動作的大肌肉運動技巧和運動規劃能力，例如潛水取球，抓住它，跳起來，然後扔出去；或是運球，瞄準，和投籃。然後再加上社會認知要素：記住規則、運用規則、和隊友溝通，以及當你搞砸一個比賽時要接受它的結果。

前庭感覺失調可能影響到幾乎每一種身體機能，造成一堆眼花撩亂的症狀（不誇張），包括（但不限於）失去平衡、慢性噁心、聽力扭曲（也許覺得耳朵被堵住，或是聽到的聲音充滿了靜電干擾，像是收音機收訊不良一樣），和視覺障礙（東西或印刷物看起來模糊或是在移動）。也許看不清楚遠方的東西，也許眩光的反應很誇張，而且

孩子也許有記憶和／或專注障礙、慢性疲勞、急性焦慮和憂鬱。

　　本體感覺失調的孩子也許走路的樣子很奇怪，步伐沉重，不會拿餐具、鉛筆和其他精細的機動工具，當他們閉上眼睛時就變成「撞擊者」，因為要尋求深層的壓力感覺而一直撞上東西。他們也許是「太空侵略者」，不了解多元的人際距離概念（空間溝通，在第 8 章會討論到），繼續不知情地跟別人靠得太近，常常不小心或在無意間撞到別人。

　　除了寶貴的職能治療師，適應體育專家也能協助較大的動作障礙問題，調整學校課程和設施，讓你的孩子可以和同學一起參與體育和操場活動。問問看，你的學區裡是否有特殊教育動作障礙團隊或適應體育諮商師。

齊心協力

　　大部分的自閉症類群孩子所遭遇的感覺障礙不會只有一種。類型和程度的差異（這一種是高敏感，另一種是低敏感，或是任何組合）可能隨著時間和治療而一天天地轉換和改變。「齊心協力」有兩種意思——費力與合作。為了減輕我們孩子所面對的感覺障礙，他們需要我們的「齊心」與「協力」：與家長、學校和治療師，大家一起努力的團隊策略。

　　職能治療師最有效的工具之一是一種叫做「感覺餐」的兒童專屬行動計畫，有時候也叫做感覺地圖。感覺餐或感覺地圖會界定一個孩子的特殊感覺需求，並且囑咐定期活動，用容易處理、應付和自我控

制的方式幫助他整理感覺輸入。透過正式和非正式的觀察與評估，你的職能治療師會判定以下 3 項要素：

1. 孩子的感覺覺醒力在一天裡的波動。低覺醒力／低敏感需要警覺的輸入，高覺醒力／高敏感需要穩靜的輸入。
2. 孩子感覺系統的現行狀態（哪些感覺是強烈的，哪些是有障礙的）。
3. 用來判定感覺障礙來源、爆發情緒或行為反應的具體事件來源（轉變、特定活動、地點或人物，和必須處理或接觸的物質）的記錄文件。

感覺療法主要的目的是，當問題發生時，幫助孩子學習自我認知的感覺議題，然後利用我們教導他們的策略去自我控制，或是要求他們做自我控制，或是在做不到時請求協助。這些可能包含了定期的課間操、提供玩具給坐不住和咀嚼不停的孩子，以及設置個人讀書小間或安靜的角落。把這些策略融入他的日常活動裡，既能滿足他的需求又能讓他發揮所長，這會給予他一種在認知和社交方面提高自己處理事情能力的控制感和能夠做到的感覺。

感覺處理失調並不專屬於自閉症，如果你回想你自己的感覺敏感度以及在你周遭的人，它也許能幫助你了解你孩子的需求。在卡蘿·克拉諾維茲（Carol Kranowitz）輕快但具啟發性的童書《齊心協力的古德諾夫一家人》（Goodenoughs Get in Sync）裡，就連小狗也算在內的每個家庭成員，都要應付不同的感覺處理問題。爸爸沒有辦法分

辨葡萄果醬和草莓果醬，也無法判斷兩鏟之中哪一鏟的東西比較重。媽媽必須一直「觸摸東西、走來走去、伸展、哼著聲音、咀嚼，還有撥弄鉛筆、粉筆或橡皮筋」。孩子們說他們對抗「還擊─逃跑─僵住不動」反應、重力不安全感、視覺防禦、聽覺辨別力、運動障礙，和其他運動方面的困難。當家庭成員忽略他們的感覺需要時，家裡會變得一團糟；但是當他們重新開始感覺餐活動的時候，生活便恢復平靜。你也許猜得出來，他們各自描述自己的故事，孩子的聲音很容易吸引讀者的注意力。

　　別管古夫金字塔和巴比倫空中花園，真正的世界奇觀是神經系統的感覺，其功能的健全或失調對我們來說具有非常重大的影響力。7年來努力不懈的感覺訓練，幫助我的兒子從沉默、具攻擊性的幼兒，成長為有自信、能幹、好心腸和能夠管理自己的感覺需求的青少年。這是項不朽的成就。

章末討論與省思

- 為什麼作者在本書中不斷指出，感覺問題是首先該為自閉症或亞斯伯格症孩子考量和調整的事情？

- 定義3種也許會令你的孩子或學生崩潰或產生負面反應（逃避、無力）的感覺超載的環境或狀況。

- 你能在家裡或學校做些什麼調整，來減緩你孩子的高和／或低敏感？

- 討論你孩子的感覺敏感以哪些方式影響了他或她在團體環境中的學習能力。

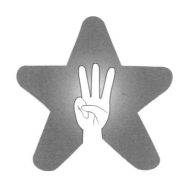

第 3 章

了解不要（我選擇不要）和
不能（我無法做到）之間的差異

　　你也許認為我不乖，或者我就是不想做你要我做的。但那不是我不聽話的原因，而是我聽不懂你所說的，或是我不確定該怎麼辦。例如，你從教室的另一頭叫我時，我聽到的是「*ɛ %#@,喬登#$%^*ɛ ^%$ *」。你要換個方法，走到我面前，吸引我的注意，然後簡單明瞭地說：「喬登，把你的書放回抽屜裡，午餐時間到了。」這樣我會知道你要我做什麼和接下來要發生的事情。現在我能做到了。

　　有時候你要求我做的事情會讓我覺得疼痛或不舒服，而且我不知道要怎麼控制那種感覺。有時候我不知道要怎麼告

訴你為什麼我做不到，但是我知道那不是因為我不想做，而是因為我無法做到。

斑馬是白底黑條紋還是黑底白條紋？問 10 個人或查閱 10 個網站，你會得到 12 種看法。斑馬給人的印象是白底黑條紋，因為在腹部下方和腿上的條紋末端並沒有接合，但是斑馬的皮膚其實是黑色的。這是大自然之母給我們上的一課：事情並非總是像表面上看起來那樣。

　　許多的自閉症綜合症也是如此。我們要怎麼分辨孩子的不要（選擇不要，依據性情和個性的行為，或是透過教養而獲得的行為模式等等）和不能（無法做到）？說我們孩子「不要」的許多主張，都是對於行為的抱怨。他不聽話，她不聽從指示，他不停地把指關節弄出聲音，我話還沒講完她就走掉了，或其他怪異、看似莫名其妙或不太專注的行為。我們大人以為他們了解（功能上和社交上的），以為因為他曾經做過某件事情，所以無論如何他都能夠在沒有進一步提示、練習或驅策力的情況下再做一次。當我們大人看到孩子面臨這麼多障礙時，我們會做出關於知識和能力的各種假定，卻不思考一下，也許我們的假定才是當前問題的根源。

　　「不要」和「不能」是不能互換的。「不要」是「不願意」的簡化表示，暗示預設、意圖和故意的行為。它牽涉到自我意識和考慮情況、可能結果及培養做決定的準備。「不能」意味著某個行為不是選擇的問題，而是在根本上缺乏能力、知識或機會。

　　「不能」和「不要」之間的區隔是很清楚的，因為就行為而言，這是兩個絕對的事情。

所有的行為都是一種溝通
所有行為的發生都有原因

今日的心理學能夠辨別行為的各種動機：吸引注意力、感覺尋求、感覺趨避、無力感、測試界限、認知及社會發展不同階段的試驗、對獨立的探索等等。有些也許是來自於自閉症障礙的直接結果，有些也是所有孩子（不管有沒有自閉症）都會經歷的發展階段。下次你發現自己說「他不要……」的時候，先停一下，然後根據下列比較普遍的理由來評估你孩子的行為。看看你是否能夠開始分辨出「不能」是比「不要」更精確的描述。

抗拒／趨避行為。 你的孩子或學生不知道怎麼做你所要求的事，或者那件事（基於一個你沒察覺到的理由）對他來說是不愉快的。

小孩（或大人）會很自然地逃避不愉快的任務，解決問題的必要條件，就是精確地找出抵抗力的來源。你現在的實質角色是一名偵探，你也許會很驚訝，你的孩子或學生之所以不願意或拒絕做你吩咐的事情，是因為他多麼缺乏能力、資訊或機會。可能的原因如下（去倒杯咖啡，我們會在這裡花點時間）：

- 他沒聽到你的吩咐，或只有零星的片段進入他的大腦。
- 他沒能理解指示或吩咐。
- 他不知道或了解規則、過程或慣例。
- 他沒有用來完成任務的小肌肉或大肌肉運動技巧。
- 行為或課業期望太高。

- 活動令他的感覺喘不過氣。
- 任務造成生理不適。
- 在他飢餓或太疲勞的時候下達要求，所以他無法聽從指示。
- 以上任何一項或多項的組合，造成失能焦慮。

換句話說，他就是不行。

最重要的是，他害怕失敗和批評。在他具體、黑白分明、不是全部就是沒有的認知裡，錯誤和成功有兩種規模：巨大或不存在。這在他內心孕釀了極大的壓力和焦慮。再者，他必須如何完成任務及何時完成，在這方面你有提供選擇或彈性嗎？他說過他有什麼最佳的應付方法嗎？缺乏理解和害怕失敗往往造成了趨避行為。

讓她說說，有什麼最好的方法可以提高成功的機會、完成任務和工作，然後這會激勵她去嘗試，真正的去做。盤問、探究和引導：她可以用什麼更好的方法去完成任務或滿足期望？幫助她完成以下句子：「如果_____會更好。」

- 有大人幫我。
- 有同儕或兄弟姐妹幫我。
- 我有更多時間。
- 我可以靠自己來做。
- 我可以找一個夥伴或小組一起做。
- 我可以在不同的地方做。
- 我能夠用另一個方法讓你知道或告訴你，我可以：

　　　　▫ 私底下或透過小組討論告訴你。

　　　　▫ 寫出來。

　　　　▫ 畫出來，或是用玩具或操作材料告訴你。

　　　　▫ 用平板或電腦打字或記錄下來我的想法。

　　　　▫ 用平板或電腦或其他方式告訴你。

　　尋求注意的行為。你的孩子想要大人或同儕的注意。

　　好消息是，他想要互動。壞消息是，不當的尋求注意行為往往會破壞課堂上和家裡的生活日常。如果你因為他「不要」停止而被激怒，這時候想一想：有人教過他，以及他懂得怎麼用適當的方法去取得注意或請求協助嗎？這是自閉症孩子必須被細心教導的關於社會互動方面一堆討人厭的事情之一，但同時他也對何時及如何請求協助缺乏了解。他需要特別的指示和示範來引導他做出請求，像是「我需要協助」或「我不懂這個」，而且當他學到請求不只需要適當的話或行為，還需要提出的勇氣時，他需要情緒支撐。

　　也要考慮，他有沒有得到足夠的大人的注意以達成期望。同樣地，他有得到同儕足夠和適當的關注證明他的自我價值嗎？他那些不受歡迎的行為有比適當的行為更吸引你的注意嗎？他聽到你稱讚他的次數有多過你抱怨他的次數嗎？（教育學家和心理學家廣為提倡的稱讚批評比率為 5:1）你是否在不知不覺中刺激強化了你想消除的行為？如果你在她並不粗野的時候忽略她，但當她不按牌理出牌或把沙發當做彈簧墊時卻馬上被發現，她就得到了她想要的注意，而你在無形中增強了她的不當行為。記住我們的座右銘：所有的行為都是溝

通。這也適用於你。

自我冷靜。如同我們在第 2 章討論過的，你的孩子會在不知不覺中試圖平息或警戒刺激過高或過低的感覺，以減少焦慮或不適。這也許是行為的根本官能性原因，直到我們幫助孩子學會他能夠使用的感覺策略之前，這樣的行為屬於「我不能」的那一類。請注意我說的是

> **如果他沒有學，那就不是教，而如果他無法利用資訊，那就不是學。**

「幫助孩子學會他能夠使用的感覺策略」而不是「教導孩子」。如果他沒有學，那就不是教，而如果他無法利用資訊，那就不是學。一如你在本書中會常常聽到的（就像我們的孩子，我們不會總是在第一次接觸時就學到了什麼），開啟教和學之間的通道，所需的往往是一種操作方法，而不是你可能的第一選擇。

娛樂／樂趣。你的孩子找到一種自我娛樂的特殊行為。

雖然自閉症孩子在遊戲方面的感覺往往比一般孩子更精確或更遲鈍，但是他們在自我娛樂上也可能是有不少點子的。這是一種了不起的技能，當媽媽說：「好無聊，沒什麼事情可做」的時候，孩子會讓你收回你的話。不過，能夠在團體裡有效地互動，是一種基本的生活技能。初期培養的遊戲技巧，應該要能夠應付學校的小組活動、青少年時期的小團體，和成人時在工作場合、社區參與、娛樂活動中成為有力的夥伴。如果你的孩子反覆做出各種別人不喜歡的行為，也許是他在用自己的方式告訴你他想玩，但是沒有與其他孩子互動的適當技巧和機會。

遊戲技巧隨著時間的推移，會從單獨遊戲發展成觀察別人玩遊

戲，然後是平行遊戲，最後是合作遊戲。透過界定你的孩子在這個發展時間線上的落點，你和你孩子的團隊可以訂定一個在家裡和學校間不斷產生效用的計畫。就像所有這一類的計畫一樣，它會隨著你孩子團體技巧的擴展和進步而進化。

控制。你的孩子正試圖組織或重組他的環境。

當沒有什麼是自己可以掌控的時候，許多自閉症孩子的生活，就是一場為了維持他生活中的秩序與和諧而必須牢牢抓住任何權力的戰爭。他們對控制的企圖也許很明顯（看似反抗的衝突和侵略性行為），或者也許是被動攻擊的（他們默默或偷偷地持續做他們覺得對的或舒服的事情，無論怎麼重新導向他們的行為）。

在你成年人的一般日常生活裡，有取之不盡、用之不竭的選擇。你把一堆你所擁有的選擇和依選擇而行動的能力視為理所當然，但是這種推理和做決定的技巧，對你的自閉症孩子來說卻是非常有限的。孩子身上看似控制的行為，可以被視為她有獨立思考、主張她自己的欲望和需求的能力的證明。把這些特質當做傳輸的管道，你們兩人同心協力，一起將做決定的技巧慢慢灌輸進去，提高她在她的世界裡能夠選擇的數量和成功的機會。

大人會太容易和一個看似不顧一切為所欲為的孩子陷入權力的鬥爭，但是在你做反應之前，要時時以你對這個孩子的目標來提醒自己。你的目標是讓孩子屈服於你的意志、要他尊重你的權威、並且強迫他無論如何都要聽話嗎？（問問你自己，那是真正的勝利嗎？）還是，你的目標是以幫助他長大成人並且成為世界公民的方式，讓他適應社會能夠接受的行為？

在布萊斯年幼時，他會用被動攻擊的方式讓我們知道他受夠了社交場合：他會告訴我們——有一次。如果我們沒有在對他來說合理的時間內（五分鐘不到）結束那次短程外出，他會轉身走開。要看我們在哪裡，你可以想像得到，那可能有多危險。回想起他小小的背影消失在街頭或是沒入人群的那些時刻，我仍然直冒冷汗。我們很快學習到，當布萊斯說「我要走了」的時候，那表示沒得商量的再見。他是想操縱我們嗎？還是我們在縱容他？都不是。他是在告訴我們，他已經瀕臨崩潰了。這是在自我意識和自我倡權上一項重大的進展，這是透過家長、治療師和老師們所奉獻的努力與指引而達成的里程碑，它需要也值得我們的尊敬。我們爽快地隨之改變我們的計畫。我們的目標是希望布萊斯能夠應付和享受社交環境，同時我們也可以做家庭活動。為了達成這個目標，我們必須學會傾聽和注意當他達到現行能力的極限時，他所表達的語言和非語言的警示。在那些日子裡，我們有無數次匆匆離去，但是經過一段時間之後，布萊斯獲得了語言、信心、感覺容忍和社交技巧。我們用他的方法做到了。在他十幾歲的時候，他已經是一個哪兒都可以去的年輕人，可以自己在市區裡頭逛，然後為了慶祝高中畢業，他獨自遊遍全國。

懲罰。你的孩子想為他所認為的不公平待遇進行報復。

我把它放在這裡，是因為它比較像是一個你可以當成例外的動機。

「他這麼做就是為了反抗我。」算了吧，我的朋友。公平／不公平的概念，能夠理解別人的想法，考量他們的看法、感覺、企圖和動機，是高度複雜的社會訊息處理階層，也是許多自閉症孩子極度缺乏

的東西。不僅如此，規劃和執行報復行為需要精進的執行技巧，再加上某種程度的動作規劃，那是大部分自閉症孩子能力所不及的事。繼續尋找，你要的答案不在這裡。

一旦我們了解「不能」是怎麼塑造了我們孩子的行為，我們必須把那一詞轉向我們自己，因為「不能」是一體兩面的。「不能」有兩種意味，而且當它出自於你而非孩子之口時，在語氣上的表達是相當不同的。你是一個有能力的大人，不會用「不能」來輕易擺脫困境。如同我們所定義的，「不能」反映出缺乏知識、能力和機會。是我先承認自閉症的學習涉及了許多變數 —— 你手上有什麼牌就打什麼牌 —— 但是我們討論的已經有點深了。那並不是要你在面臨不安全感時，遠離困難和挑戰。你無法選擇你孩子的本質，但是你要怎麼養育他的選擇卻多不勝數。從孩子的氣質能夠看出他的個性和成長環境，他從你那兒得到的是什麼樣的氛圍？身為一個大人，你具備了「能夠做到」的態度嗎？

幾年前在小學生強制接種疫苗的場合我遇到一個家長，他因為覺得兒子被搶了而始終無法掙脫那種反政府的責難態度。「我就是無法和他建立關係，」他嘆氣道：「你認為，知道他最後也許會被關進牢裡是什麼樣的感覺？」那種感覺既可怕又無助，被後悔和破碎的夢想弄得心力交瘁。但是這位家長已經跨過了不能（我無法做到）的界限，走進不要（我選擇不去做）的領域，只會回頭看事情也許原本可以怎麼樣，而不向前看尚未探索過的可能性。姑且不管疫苗對他兒子的狀況是否可靠 —— 我不會（選擇不要）在這個議題上爭論 —— 這是一種後見之明的討論。那個孩子不能（這個詞在此的適當用法）不接

種疫苗。這位家長採取灰心喪志的態度，卻不付出更多心力、採取更積極的方法來幫助他的孩子發揮他全部的潛能，他也選擇麻痺、恐懼、惱怒和自我應驗預言。他的兒子當時才8歲，是一個聰明、講話清楚、伶俐和機智的孩子。但他同時也好鬥、容易生氣和氣餒——跟爸爸一樣。一輩子的「不能」訊息會在孩子心中種下絕望的種子。

我建議這位家長試著重新建構「不能」一詞。你的兒子不能改變他的自閉症。除非周遭的大人停下來幫助他，否則他不能找到更好的辦法。

我告訴這位家長，我知道他其實更能幹、更在乎。我問他，就像我的小兒科醫師問我的一樣，誰是這兒的大人？誰是有權力改變事情的人？你能嗎？憑著協助和教育，你可以是你孩子人生中的老師和指導者。你願意嗎？他尚未準備好回答那個問題。

「不能」與「不要」對比的諷刺和尖刻之處是，我們大人往往扼殺了我們最想達成的事情。如果你渴望一個自信、樂觀、有好奇心和愛玩的孩子，你必須塑造這些特質，而且你必須在孩子身上把它們找出來然後強化它們，無論得到多少的增值。仔細思考強化在你和孩子或學生的關係中的作用。差異也許很細微，但是你對孩子的行為、說話或態度的回應方式，不是肯定就是貶損。注意你所強化的，確定那是你想要他或她照著做的。當你採取一種積極自信的態度，他也會變得積極自信。

如果你發現自己被像是「我無法給予這個孩子特殊治療」、「我無法擠出額外的時間來調整工作、任務或環境」，以及「我無法做改變這孩子的任何事」的想法所主導，那麼你便不能期望看到正面的改

變。用保證產生一堆成功結果的方法，細心地建構孩子的世界，無論那種成功是多麼的渺小，你就是讓孩子站在一個把「不要」掩埋掉的基礎上。那不是特殊療法，那是尊重和教導孩子認識力量和考驗——他體會這個世界和學習的管道也許與你不同——而那也許會讓他脫離你所謂的典型孩子。唯有引導他發展技能，才能幫助他成長為一個盡可能獨立的人。這才是我們認為站在「為孩子好」的立場所採取的「正確方法」。

回想你還沒有孩子的那些日子。

你下班後去酒吧放鬆，把這樣的時刻叫做快樂時光或心情調適時光。你有一個目標：讓你的世界更歡樂、更快活，或是放鬆一整天的緊繃。這沒有什麼不同，你選擇有意識地轉換你的心理狀態，但這次是為了你的孩子。如果你不喜歡醉醺醺的情境，就把它想成能量資源管理：你會花多少時間和多少力氣談論你沒有的東西，但卻不能為了你的自閉症孩子而花那些時間和力氣？那叫做沉思。如果你把那種能量改為用於去做、去嘗試和向前發展，你能達成多少？那叫做進步——你和你的孩子都是。

章末討論與省思

- 讀了這一章之後，就你對你孩子或學生行為的看法從「不要」轉換到「不能」，舉出幾個具體的例子。

- 你對你的自閉症孩子或學生所做的什麼樣的行為，可能讓他們覺得困惑、不合邏輯、負面或不相干？

- 家長或老師要怎麼判定自閉症類群的孩子是否能夠操控行為，或真的需要在了解眼前的情況上給予協助？

- 你發展出什麼樣的策略來幫助自己度過難關，讓自己成為一個「能夠做」的家長或老師？

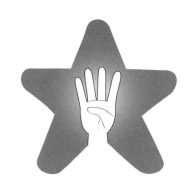

第 4 章

我是一個具體思維者，
我照字面理解語言

「停住你的馬，牛仔！」這句話會讓我很困惑，其實你想說的是：「別再跑了。」別跟我說什麼事情是「小菜一碟」，其實眼前沒有菜，而你想說的是：「這件事情輕鬆簡單。」

當你說：「外頭很冷。」的時候，我會以為你在陳述事實。我不懂你的意思其實含有：「今天要穿長褲，別穿短褲。」

不要對我說：「打包走人。」其實周圍沒有要打包的東西，而你的意思是要我結束我正在做的事情。

還有，你會說：「那只是一種表達方式。」但那對我來說毫無意義。

人們說話的各種方式，都可能讓我感到困惑。如果你教我，我能夠也願意學習那些奇怪字眼的意思，但就現在而言，我需要你直截了當地告訴我，你想要我做什麼，以及你到底想說什麼。

不管你認為自己對母語如何運用自如，都會受到缺乏想像力的自閉症孩子或學生的嚴肅考驗。我們對話中大量應用的慣用語、俏皮話、雙關語、推論、比喻、暗示和諷刺，他們都無法理解，你必須把話說到一種你從來沒有遇過的程度。關於口語溝通中容易犯的錯誤，英國奧運獎牌設計者道格・拉森（Doug Larson）語重心長地說：「假如英語這種語言有邏輯，apostrophe（省略符號）拼拼湊湊就會變成catastrophe（大災難）。」

以自閉症孩子具體的圖像式思考、聯想能力（有時候很出色）和——對許多人而言——有限的字彙而言，一般慣用語和會話中的其他花樣對他們來說必定非常困擾。褲子上的螞蟻（坐立不安）？肚子裡的蝴蝶（非常緊張）？打開蟲罐子（招惹不必要的麻煩）？舌頭給貓叼走了（啞口無言）？

讓他們很想開白瓷公車？真是夠了。（喜歡嗎？它的意思是「抱著馬桶吐」。）

他們腦海中跳出來的畫面，是我們日常表達的某些基本部分。當你告訴他外頭下著小貓和小狗時，你的意思是傾盆大雨。這個慣用語原本的解釋要回溯到17和18世紀的英國大洪水。在一陣猛烈的豪雨之後，溺死的貓、狗屍體散落在街上，看起來就像從天上掉下來的。

當你說外頭下著小貓和小狗時，我肯定這是許多自閉症孩子想像的畫面。「我沒看到！」一個小男孩苦惱的說：「看起來只有水掉下來！」另一個人看著暴雨然後猜測：「牠們一定已經掉到地上了。」如果他聽到你跟別人說這是一個狗咬狗（無情）的世界、給新郎新娘吐司（敬酒），或是你警告某人不要把嬰兒和洗澡水一起倒掉（別把

寶貴的東西一起扔掉），但願老天能幫助你。

你做夢也不會想到用外國話給你的孩子下指令，但英語好像是這樣。一篇廣為流傳的網路文章提到：「茄子（eggplant）裡頭沒有

你做夢也不會想到用外國話給你的孩子下指令，但英語好像是這樣。

蛋（egg），梨（pineapple）裡頭沒有蘋果（apple）也沒有松樹（pine）。豚鼠（guinea pig）既不來自幾內亞（Guinea），也不是豬（pig）。如果 tooth（牙齒）的複數是 teeth，那麼 booth（貨攤）的複數為什麼不是 beeth？鵝的說法是一隻鵝（goose）、兩隻鵝（geese），那麼麋鹿的說法是一隻麋鹿（moose）、兩隻麋鹿（meese）囉？如果說教師教書（teachers taught），那麼為什麼不能說牧師「牧道」（preachers praught）？我們有會跑的鼻子（noses that run＝流鼻水）和會聞的腳（feet that smell＝腳臭）。希望渺茫（slim chance）和不大可能（fat chance）是一樣的，那為什麼智者（wise man）和自做聰明者（wise guy）是相反的？

還有同形異義字所造成的可笑言行。護士用紗布包紮傷口（The nurse wound gauze around the wound）；農場生產產品（Farms produce produce）；鳥兒四散，鴿子飛竄到樹林裡（dove dove into the woods）；當你靠近窗戶的時候，把它關上（When you get close to the window, close it）；去把波蘭桌子上蠟（Go polish the Polish table）；你可以在風中幫手錶上發條嗎（Can you wind your watch in the wind）？

和一個缺乏想像力的孩子溝通，我們需要考慮我們的用詞。這也許需要一點的再訓練——指的是你。到最後，憑著成熟和教育，缺乏

想像力的孩子對於辨識慣用語及其他象徵性的語言會有某種程度的適應。雖然他還小，而且他對語言考驗的接受力很強，但是別平添他的迷惘。留意以下常見的小問題：

慣用語和老套說法

別說：	要說：
你是我的心肝。	我好愛你。
我的耐心山窮水盡了。	我要生氣了。
咬住你的舌頭。	忍住不說話。
收工了。	現在該停止了。
我感覺事有蹊蹺。	我覺得這事有問題。

不具體指示

把你的意思說清楚，別讓孩子或學生猜測你的不具體指示。

別說：	要說：
把它掛在那兒。	把你的外套掛在門旁邊的掛勾上。
別停在馬路上。	把腳踏車停在門前的車道旁。
別踢了。	把腳放到桌子底下。
走吧。	我們現在要回家了。

推論

與不具體指示相似，推論對於自閉症孩子來說只是一種事實陳述。別讓他猜，要具體表達你希望他採取的行動。

別說：	要說：
你的房間一團糟。 你沒有交作業。 我不喜歡那個噪音。	把你的衣服掛起來。 把你的讀書報告放到我桌上。 把電視機的聲音轉小聲點。

片語動詞

把動詞與介系詞或副詞結合起來形成一般表達形式的片語動詞，對具體的思維者來說可能就像慣用語一樣令人困惑。

別說：	要說：
我們景仰他。 這車子有毛病。 傑米被攆出教室。	我們敬佩他；他是一個好榜樣。 這車子（或車子的某部分）沒有正常運作。 老師要傑米去跟校長談話。

我們讀到、聽到、談到一大堆關於「自閉症意識」的事情，這個區域是我們的意識需要啟動或定期提醒的地方。象徵性的語言在我們的口語溝通中太普遍、太根深蒂固。除了我舉過的例子之外，還有暗示（「他是個平凡的愛因斯坦！」）、誇飾（「我會睡上一整年」）、反諷（「跟黃鼠狼一樣友善」）、擬人化（「風對樹低語」）、借代（以東西的一部分代表其整體，例如把車叫做「四輪」，或把工人稱為「黑手」）。

我在自閉症小聚會的談話中，我要求他們做兩件能察覺到的事情。第一，如果他們抓到我用象徵性的語言就舉手，因為我在潛意識中只比一般人少用一點點；如果我被打斷的次數愈多，就愈顯現出我的論點。結束時我交待他們一項回家作業——是24小時的，要記錄他們聽到或抓到自己使用象徵性語言的例子。你會對結果感到驚訝的。

> **我們的日常對話，許多都是不精確的，而這些不精確的用法對於自閉症孩子來說，更是不合邏輯。**

所以現在你大略知道，我們的日常對話，許多都是不精確的，而這些不精確的用法對於自閉症孩子來說，更是不合邏輯。當你第一次告訴他「等我1分鐘」，而你在5分鐘之後回來他已經走開時，你甚至能更快了解到。

當我們在講一些不好理解的會話時，期望自閉症孩子能跟上這些對話簡直是天方夜譚：「我們就說些有的沒的，我有點，我不太要去那裡。然後他去了，沒關係，隨便啦，然後我有點，好啊。就像是，我不在乎啊，然後他去了，就像是，你咬我啊。」各位家長和老師！要求兄弟姐妹、同學等人對自閉症患者平鋪直敘地說話絕對不過分。

經過翻譯之後，前面那一段話聽起來會是這樣：「我再也不想和傑克說話了，我們都對彼此說了刻薄的話。」還記得搞笑老電影《空前絕後滿天飛》裡的一幕嗎？「抱歉，小姐，我說話跟跳搖擺舞一樣（我在胡說八道）。」假如連你自己母語中的不同方言、腔調和抑揚頓挫都會令你感到困惑，那麼想想看，它們對自閉症孩子造成的障礙是何其巨大。

有一個在語言方面遇到障礙的孩子，對我來說是極盡地諷刺。我在大學文憑上的頭銜是語言溝通理學學士，我們車庫上方的貨架裡有一個條板箱，裝的是有點生鏽的高中辯論賽獎牌。沒錯，我的口才是經過認證的。我的家庭有著口若懸河、妙語如珠的基因，永遠都能夠憑空想出高竿的文字遊戲。我從學習中一路走來，了解到，第一，我的孩子不懂這種口語的較勁或不感興趣；第二，要接受，如果我想和他做有意義的溝通（噢，我真的做到了），我就必須把我自己的敘事方式重新整理一遍。我在說話前必須思考一下，我必須小心選擇字詞、語調和轉折。如果我不這樣做，他便不聽我講話，沒有惡意，也不是在生氣，甚至根本不覺得我也在房間裡。

你原本以為這種事情直到他的青少年時期才可能發生。

把你要用的象徵性語言重新編排，變成孩子習慣的實用溝通文字可能是很累人的事，有時候累到產生那種腦袋已經擠不出東西的挫折感，覺得你根本不必給她什麼「特殊治療」。但是要記住，她必須將你不合邏輯的話解碼，這對她來說是更累人、更挫折的事。自閉症孩子可以學習（雖然程度各異）各種形式的象徵性語言。當你用到或聽到一個慣用語或其他象徵性的表達，然後幫她重新整理成具體的語言

時，你就是在教導她，雖然或許看起來很奇怪，但有時候詞組說的是這一回事，意思卻是另一回事。讓她知道那似乎很愚蠢，但有時也很有趣。有些孩子喜歡把他們聽到和學到的慣用語記錄下來。我認識的孩子裡不只一個，他們就只陶醉在慣用語的學習中。

當你試著用較具體的詞彙去建構對話時，你的孩子會溫柔、不摻雜批判地指引你保持正確的方向。在布萊斯很小的時候，他超沒想像力的具體思維常常令我不知所措。有一天我發現在浴缸裡有一個籃球選手麥可‧喬丹的公仔，上面倒了一桶覆盆子乾，我絞盡腦汁也想不出原因。「這是什麼？」最後我終於問了布萊斯。他回答：「怪物奇兵。」（＊譯註：原文 Space Jam 的字面意思是太空果醬）他看過那部電影。我看著那股紅色的黏液從排水孔流下去，不知道該說什麼，毫無頭緒。所以我做了明智的決定，我點點頭然後走開。後來，當布萊斯學會接電話時，我們常被他弄到笑成一團。我的母親是一名保健專家，對自閉症有充分的了解，但是幾乎每次打電話來都把自己弄得狼狽不堪。「嗨，布萊斯，」她說：「你在做什麼？」他會回答：「唔，外婆，我正在用電話跟你講話。」我們都學會問更具體、能夠展開後續對話的問題。你今天上自然課的時候做了些什麼？你星期六想做什麼？這個禮拜你在讀什麼書？即使到了今天，我還會抓到自己對他說一堆慣用語，然後停下來看看他懂不懂我剛剛說的。成年後，他已經學會（和使用）許多慣用語和其他象徵性的詞組或片語。當他不懂某種特殊的表示時，他可以從句子的前後文來看，把它界定為象徵性語言。

不過我永遠不會忘記我弄錯事情最糟糕的一次，我記憶猶新，那

種錯誤有多容易從我們本意良善的嘴巴脫口而出，而我們的孩子有時候有多麼能夠讓我們知道。

當時布萊斯 7 歲，我們花了一整個晚上都無法達成共識，也無法溝通，搞到最後兩人都筋疲力盡。我提出一個又一個解決方法，但沒有一個能讓他相信或接受。（他「拒不讓步」。）我們感到愈來愈挫折、愈來愈吃力，幾近絕望。基於一個愛的決定——以及一個小小的意外元素——我們在入睡前緩和了那個情況。我們當晚都睡得很香甜。

次日早晨，我們坐到充滿陽光的早餐桌邊，然後我告訴他兩件事。首先，他永遠可以信賴我對他的誠實，並且以他的最佳利益為優先。即使解決方法似乎無法皆大歡喜，我們仍然可以去找出一個對他有用的方法。我接著告訴他我讚賞他的不屈不撓，也就是說他堅持他所相信的，不打退堂鼓，具抗壓性。那需要力量和勇氣。「你抓緊自己的槍（信念堅定），」我說：「那是件好事。」話還沒說完，我就知道自己犯錯了。

「我不想抓緊槍（gun）！」他鄭重表態。

接著又說：

「你確定你要說的不是……泡泡糖（gum）？」

章末討論與省思

- 接下來的幾天裡，持續注意你和你的家人所使用的不精確語言。在具體語言中的改寫慣用語、比喻、俚語、雙關語等等。這樣的察覺，會如何改變你和孩子或學生溝通的方式？它又如何改變了孩子或學生回應你的方式？

- 討論你能用哪些言辭和非言辭的方式來表示，你有聽到和聽懂孩子試著要溝通。

- 列出一張簡短的清單，讓你可以貼在教室或家裡，用來幫助別人更有效地與你的孩子或學生溝通。

第 5 章

傾聽我嘗試溝通的各種方法

當我找不到方法敘述我的想法和感覺時，我很難告訴你我需要什麼。我也許餓了、沮喪、害怕或迷惘，但是現在我想不到這些字彙。留心肢體語言、孤僻、焦慮或顯得事情不對勁的其他徵兆，訊息就在裡頭。

或是，當我找不到我需要的字眼時，我也許會引用我從電影、影片、書籍或其他人所說的話裡學到的字彙或整段文字。有時候那讓我聽起來很老成，而且我可能並不完全了解所有的字詞和意思。我只知道，那是當我希望但無法用「一般」方式回答時，我所能夠找到的一個方法。

「**藝**術急不得。」

布萊斯用深邃的藍眼珠望著他一年級的老師，吐出這樣的妙語，當時她正催促班上的學生把顏料洗乾淨：「快！快！快！要上音樂課了！筆刷放到水槽裡！到門口排好隊！出發！」布萊斯剛剛才從他版本的《向日葵》（仿自梵谷的《向日葵》）裡發現，橘色加綠色的顏料會神奇地變成棕色，而且他一點都不喜歡那樣的慌慌張張。他的老師迫不及待地將這句話轉述給我聽，因為「當然，他是對的。」

她所不知道的是，他這句回應原汁原味地（用字、音調變化和節奏）引用自《玩具總動員2》。布萊斯對於模仿言語的行為有一種驚人的掌握能力，能夠重複一堆他從別人口中聽到的話。當他自己有限的字彙不堪使用時，他可以在一瞬間從儲存在他大腦硬碟裡的電影對話百科全書中檢索到有用的回應。

言語模仿在自閉症患者身上很普遍。它可以是即時的（孩子會把剛對他說的或剛側聽到的話重複說出來）、延遲的（孩子會重複他最近、不久前或很久以前聽到的話）或持續性的（孩子一遍又一遍地重複相同的字詞或問題）。對於許多家長來說（包括我），言語模仿會激起一種像針扎似的尖刻痛楚，此時事實、情感與思想無法在我們、孩子與世界之間不受拘束地盡情交流。

在「藝術急不得」事件發生的那個時候，布萊斯的語言裡有90%是延遲性言語模仿，但是他運用的技巧非常高超，所以除了他的家人之外，大部分都不會被任何人看穿。不過我仍然拼命地想壓制它——對於站在我這種立場的家長來說，是一個普通、可以理解但被誤導的

渴望。因為語言不是自然而然就會的事情，它看起來可能像是（引述電影對話）「我們在此的交流以失敗告終」（《鐵窗喋血》，1967）。言語模仿並非每每看似與當下發生的事有所關聯，儘管對孩子來說它確實如此。他也許比你先想到 3 或 4 個有關的連繫，你需要費一番功夫才能發現它的關聯性。

言語模仿只是語言發展中的一個層面，儘管它是會勾起家長大量情緒的那一種。以一個母親的心情來說，我覺得——也許你也這樣認為——讓我的孩子能說「正常的」語言這件事刻不容緩，就是要把他和同齡的孩子間的明顯差異抹去。在求好心切之餘我們也不能夠忽略，雖然他必須發展基本字彙和生成語言的技巧，但是他也需要有一個為他的需要、恐懼和欲望溝通的方法。

如果你從這一章只學一件事，那應該是：做有用的功能性溝通，不管是什麼，它對每一個孩子都很重要，尤其是對自閉症孩子而言。如果你的孩子不能滿足需求和撫平恐懼，那麼她和你可能就無法過著幸福快樂的生活。在缺乏功能性溝通的狀況下，當她試著以她所有、但並非讓她用於這個用途的東西去告訴你什麼事情時，就只能看到她將挫折和恐懼表現在行為上。不管

> **做有用的功能性溝通，不管是什麼，它對每一個孩子都很重要，尤其是對自閉症孩子而言。**

她在平靜與苦惱兩個極端之間的哪個地方，而且不管她的溝通模式為何你都能傾聽，那麼一旦她覺得舒服之後就能溝通，對各種層面的溝通也能有所了解，包括字彙以外的東西。

兒童期的典型初學字彙和短句，從表面上看起來相當簡單。你會

要你的孩子說「媽媽」、「狗狗」，而不是「我想喝果汁」、「我可以玩嗎？」和「我愛你」。但是，噢，在這些簡單的詞組中有多少故事。說話能力（產生語音的生理能力）只是語言（把字彙放在一起，向別人傳達意思）的初級要素，語言本身不會創造對話（運用言詞的和非言詞的溝通與他人建立社會接觸）。你的孩子在嬰兒時期，以非言詞的方式表達他的需求和心情。大部分的孩子會進步到口說文字，然後把這些字詞串起來，變成詞組和句子。隨著他們的成長，語言已經不只是標示項目、感覺和行為的工具，它變成表達他們想法和情感的方法。語言的社會使用，叫做語用學，是一種往往出於無意或直覺，將字彙、手勢、表情和我們所使用的社會理解方法融合在一起，用於溝通的方式。在它發展的任何一個或許多時間點上，自閉症可能阻礙你孩子在這些工具上的發展和理解，也阻礙了他們想與我們接觸或分開的努力。在第 8 章裡，我們會進一步探討對話的社會層面——超越文字且幫助我們與其他人產生關聯的一切。

我永遠忘不了布萊斯在小時候所遇到的語言障礙，造成他多大的社交困難、為他的情緒健康帶來多大的影響，對他的認知能力又造成多大的混淆。幸而當時同時發生了兩件事情，足以令我安心放手，讓他用自己的方式和步伐解決言語模仿的問題。首先，我讀到一篇文章，作者是一位 20 歲的自閉症男性，他成功地讀完四年大學。他敘述自己怎麼將言語模仿運用在日常社交溝通上，而且只有他自己知道。我當時想，嗯，也許我沒必要執著於這個議題。

我打電話給我們這一區的自閉症專家，她提出一個令我印象深刻且明智的忠告：「我知道妳想根絕這件事情，但是不要迴避它，要迎

面走過去。我向妳保證，它不會永遠持續下去。給布萊斯他所需要的時間，讓他自己去解決。」我得到鼓舞，於是能夠放手，看看我的兒子和跟他一樣的同學會如何以一堆具功能性和互動性的方法來運用言語模仿。他們把它用在：

- 對話交流，在他預期會發生交流的時候回應。
- 要求或請求某件事物，不管是物品或某人的注意。
- 提供資訊或意見。
- 抗議或拒絕他人的行為或請求。
- 給予指示或指令。
- 給一個東西、活動或地方起個名字或貼上標籤。

　　布萊斯是個完形學習者（gestalt learner），儘管當時我不懂gestalt的意思。Gestalt是德文字，意思是完整或完全。完形學習者把經驗當成一個片斷，無法去看個別的組成成分。許多自閉症孩子用這種方法學習語言，一大塊一大塊地吸收，而不是一個字一個字地學習。跟gestalt相反的，是我們所謂的逐字學習分析。看起來，在總人口中好像是分析語言學習者比完形學習者更具有代表性。事實上，許多自閉症孩子──尤其是亞斯伯格症的──都是分析學習者，他們能夠輕易地將個別的單字和它的意思串起來。分析學習和完形學習都是正統的（「正常的」）學習形態。

　　語言治療師能夠在言語模仿和其他的語言及溝通發展中，給予你的孩子適當的引導，包括學習把「完整」拆開的過程，和把較小的片

斷重新建構到自發的語言裡。每一個孩子會有他自己獨特的回應模式，並沒有所謂正確的時程表，而且有時候進步也許看起來反而像退步。如果你的孩子會不停地說著動人的長篇影片對白，那麼他在產生簡單句子的學習上，也許暫時聽起來就像剛學步的小孩。事情並非你想的那樣，這是健康的語言發展。要知道，產生字彙是這個發展的一部分。了解他說了什麼、那些話的背景、音調、象徵性語言往往令人感到困惑的用法，占了這項工作的絕大部分。遺憾的是，發生在校園環境中的溝通，會假定所有孩子都有基本的社交頭腦，能讓他們轉譯所有類型的語言。可是自閉症孩子並不會這樣，即便他們克服了產生字彙的障礙，但如果沒有來自於家長和專業人員的特別及持續性指導，他們還是要繼續辛苦的奮鬥下去。

升上四年級時，布萊斯和其他人一樣，依照慣例參加了 3 年一次的標準化測驗。結果指出他的字彙能力嚴重低於平均值，這令我相當震驚。布萊斯 4 歲時學會 3 個字彙的詞組，6 歲時語言中有 90% 是言語模仿，到了 10 歲的時候，我對他在口說字彙上的成就感到驚訝，那包括在小組成員面前輕鬆自在的說話。我要求看測驗成績。在一堆結果當中，他對「仙人掌」和「小提琴手」做了「不正確的定義」。這可把我惹毛了。這些字彙所代表的是他鮮少（假如有的話）在日常生活、閱讀或電影中遇到的東西。但他的方向是正確的，他把仙人掌定義為「沙漠植物」，小提琴手是「音樂家」。那個測驗的食古不化觸怒了我，不過它的確讓我領悟到，在傾聽他和回應他的時候，我會自動轉譯他的自發性和言語模仿中的非正規語言。我不想把和他說話的時間花在糾正文法和語法上，所以我會在大腦裡翻譯好，然後繼續

和他不中斷地交換想法。

　　在某種意義上，我做的是正確的事情，我認同他的功能性溝通工具，也認同他對工具的使用和他的自我形象。不過我把那次測驗結果當成一種提醒，告訴自己我需要在日常的語言反饋上做得更多，也要更常檢查對口說及書寫字彙的理解。舉例來說，我們在一則故事中看到這段話：「他從她的掌握中弄走了手提包。」布萊斯看起來很茫然，所以我們停下來，然後我把這幾個字再唸一遍：「弄」、「掌握」和「手提包」。「哦，」他惱怒地說：「他偷了她的皮包。為什麼不說『他偷了她的皮包』就好？」這種討論會涉及到，文字就像顏色一樣有許多「色調層次」，運用各式各樣的字彙，可以讓故事更精彩。基於好玩的心理，我們列了一長串形容「大」的詞：巨大、龐大、遼闊、無垠、海量、恢宏、鴻大、浩瀚……等等。對於我們兩個來說，那是激起我們靈光乍現的時刻。他沒有用那種方式去想起字彙過，我也不曾那樣地去憶起字彙。

　　這再次印證，布萊斯的語言治療師給我們的建議中最剛開始也是最基本的那一部分有多重要：我們要努力維持他周遭環境的語言豐富性。一個不常接觸其他說話者的孩子，在語言上的發展要慢得多。尤其是，假如你的孩子是在專門的特教班上課，她也許對成長中孩子的一般用語不會有太多接觸。除了使用圖像工具（在第 6 章中有進一步的探討），我們也必須在他們周遭堆滿字彙和語言。方法多到數不完，以下列舉數條：

・把你的想法從腦袋裡拿出來，以言詞表達你要做什麼，以及為

什麼。

- 每次你的孩子跟你說話或想要跟你溝通時,你要讓她知道你曉得了,不管你有沒有聽懂她的意思。
- 唸書或文章給她聽。
- 為她說故事。
- 唱歌給她聽。歌唱是一種語言,所以,假如你的孩子能夠很輕鬆地學會唱歌,就用那種力量去加強她的語言技巧。要和她談到歌詞裡任何一個她也許不懂的字彙。
- 在唸書或唱歌的時候,把無意義詞彙從真正的詞彙裡挑掉。

要你的孩子直接用字彙回應或應付對話,他可能會非常有壓力,所以要把可操控的變數放到言詞交流中,來幫助他減輕那種表演焦慮。試試這個2分鐘╱2分鐘法則:告訴他你想聽他在學校裡的事情,他最喜歡的玩具或書、狗,或任何他感興趣的主題。如果他願意,給他2分鐘整理想法,然後再花2分鐘聽他說和回應他。在家常會話中,要學習停頓,等他回應。許多家常閒聊和談笑的速度都快得跟火車一樣,使自閉症孩子無法跟上。為了放慢整體交流速度和給予孩子更佳的參與機會,要在回應前停頓幾秒。

「用你懂的字彙來表達」。當你督促孩子或學生做言詞溝通時,你嘗試激發他多少次?過程中經歷了多少心境的轉折變化?第一天先給予鼓勵,耐心地哄誘;次日變得嚴格,也開始感到一點點挫折;幾天之後就變得疲憊、委屈。你孩子所擁有的所有字彙,也許不足以表達他的需求、欲望、想法和觀念。她也許學過一個字彙,但是把它用

出來需要額外的處理和技巧的層層相輔。也許在第一天的時候她能夠清楚地說出自己的想法和感覺，但是隔天當遇到感覺問題介入和增強，或是你要她維持某些行為的期望耗盡了她所能運用的所有能量時，她便不可能如此。你以為自己了解在壓力下被迫處理多重任務的感覺嗎？在你的孩子或學生的工作清單裡，包括了同時嘗試自我調節多重高活躍或低活躍感覺，攔截和轉譯在周遭流動的視覺及聽覺線索和信號，運用社會觀察和社會詮釋來解決該說什麼和做什麼的問題，然後才能產出語言。「用你懂的字彙來表達」是一個值得爭取的目標，因為有太多文化把語言視為一種可攜帶、獨立、任何地形、任何時間、任何氣候下都能用來溝通的終極裝置。但是在過程中，在達成那個目標的任何一個程度上，我們有義務讓我們的孩子或學生知道我們曉得他們試圖溝通，並且給予幫助，無論他們的訊息以什麼樣的形式出現。

　　我們要了解和接受的是，那些嘗試並不包括說話，而且可能來自於行為或沉默，這種情況在溝通中是相當常見的。我們沒有人在一生當中不曾有過「啞口無言」的時候。所以，即使在孩子有字彙可以使用的時候，仍然要稱讚她嘗試溝通的行為——那也許是她當時唯一能夠的方法。同樣地，孩子的沉默不語也可能是極富意涵的溝通。想想這個指令：「回答我！」當孩子不是以我們所期望的言語和態度回應時，在挫折、惱怒和氣憤下，我們太常脫口而出。當我們得到的回應是沉默時，思考一下孩子可能懷有想法但無法清楚吐露的狀況：

・我不懂你的意思，試試別的方法。

- 你的話傷到我了。
- 你讓我生氣了。
- 我沒有什麼想回應的。
- 你錯怪我了。
- 你教過我不要理那些和我說話時態度不尊重的人。

思考這些個別情境來參與和孩子的溝通練習，非常適合青少年，這個年齡的孩子除了以他受自閉症影響的行為對待你外，也會以一般青少年的行為來對待你。從現在開始，傾聽你孩子想告訴你的每一件事，無論它是以什麼樣的形式出現。當他說話或試圖和你溝通時，你要看著他，而且每一次都要用對他而言有意義的方法來回答他。建立相互的交流（他聽得懂你，你也聽得懂他），會讓他對自己訊息的價值產生信心，無論那個訊息是什麼或它是怎麼傳遞的。自信會變成驅使他從具體回應前進到自發性交流、再前進到開啟有想法和充滿想法的對話的動機。

在奉獻了這麼多真誠的心力幫助孩子懂得如何使用他們自己的字詞之後，你也許會發現，21世紀的一大諷刺正要悄悄地伏擊你。在沒有持續注意的情況下，語言豐富的環境可能在不知不覺間就消失了，不經意地湮沒在科技和文化變遷之中。即使你的孩子達成了說話和語言互動交流的能力，無論花多久的時間，那都也許是歷經千辛萬苦學得的技能。任何經由學習而來的技能，其基本要素是練習、練習和更多的練習。那正是為什麼在一個處理平常事務的早晨，我突然辛酸地意識到，互動式交流的語言對我們的孩子來說仍是一項挑戰，其

尖刻又令人煩惱的原因是：我們不再用即時溝通來和人們說話。我的晨間日常就是個很好的例子：我從自動提款機提款，我不用和銀行行員說話；我從自動結帳櫃台自行掃描貨品，我不用和收銀員說話；我們的圖書館有自動借還書系統，我不用和圖書館員說話；我在無人郵局寄包裹，不用和郵局職員說話。曾幾何時，我繞過了一堆原本有機會做人類互動的事情。關於 21 世紀「僅次於水和食物等必需品」的最珍貴資源，前《華爾街日報》發行人萊斯·辛頓（Les Hinton）曾經說過的一番話，值得人們警惕。

語言豐富的環境？倒不如說是一片語言空虛的景象。

自動化、電子化溝通和社群媒體，在我們的文化中有著不可動搖的地位。但是如果我們珍視刺激、歡樂和互動式語言（溝通）功能，我們就必須教導孩子——舉例來說——從電腦、平板、手機螢幕後走出來，練習和別人說話。我們的語言治療師建議我們創造一個語言豐富的環境，是在語言使用還沒被電子產品佔用的時候提出的，當時的對話包含音調轉折、面部表情和肢體語言。你知道，像是沒有螢幕的 Skype。在我和我先生所預期要去面對的諸多家長與青少年的衝突之中，我們從來沒想過我們會被視為反主流文化者，因為我們希望我們的孩子能夠和其他人說話。

我們的孩子遲早要和他們團體中的人對話，因為有些關係不能丟給螢幕就好——醫生、牙醫、公車司機、美髮造型師、空中小姐、警察、消防員、牧師、救生員、鋼琴老師、教練、律師、法官等。如果我們以尊重孩子現行能力的方式來幫助他們擴展溝通技巧，並且提供各式各樣的工具讓他們在任何情況下都能夠傳遞他們的欲望、需求、

想法、感覺和觀點，那麼，他們是會和別人產生對話的。我們已經為他們開啟了一扇門，在那扇門後，他們所經歷的對話是友愛和真誠，而不是一場戰爭，在那扇門後，真正的溝通讓我們統統產生了聯繫。

章末討論與省思

- 討論人們對於不說話和有談話能力的自閉症孩子的能力所抱持的不同觀點。

- 討論說話和溝通之間的差異。

- 列出在對話中經常出現的 5 種非言語溝通行為。這些行為裡，你的孩子或學生能夠適當地操作幾種？

- 教導這些非言語形式的溝通方式，包含在孩子的個別化教育計畫裡嗎？如果沒有，為什麼？

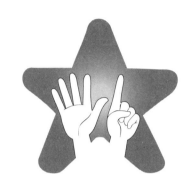

第 6 章

想像一下！我是視覺導向者

不要只是告訴我怎麼做，要示範給我看。我也許需要你示範很多次，而且不只用一種方法。

圖像與字彙圖表、行程表、提示記號及其他視覺指示，能幫助我順利度過一天，它們解除我必須牢記接下來要做什麼的壓力。當我看著提示性的某樣東西時，它幫助我記得在什麼時候該做什麼，也幫助我思緒清晰、條理分明，進而保持冷靜。然後我才能夠順利地從這一場活動前進到下一場活動，比你預期的做得更好。

我需要看著什麼東西才能夠學習，因為你跟我說的話就像流水一般，在我來得及聽懂之前，那些話一下子就消失無

蹤了。把指令和資訊以視覺的方式呈現給我，在我眼前停留得夠久，而且在我回頭溫習的時候也是一樣。

我最喜歡的俏皮女孩是《窈窕淑女》（My Fair Lady）中的伊莉莎・杜莉朵（Eliza Doolittle），她的角色設定是一個姿態、談吐語言的實驗品。她用盡各種方法讓人無法忽視她，在〈做給我看〉（Show Me）這首歌裡尤其如此，她用「說！說！說！我厭倦你只會說！」和「別浪費我的時間，做給我看！」來告誡教授不要只會說。

許多自閉症孩子會為她的觀點喝采。

視覺提示不是什麼新奇事物或「特殊照顧」。如果你用任何種類的行事曆或規劃裝置（電子或紙本的），或在桌上放著或牆上掛著的待辦清單，你就是在使用視覺提示。應用程式、地圖、選單、鏡子、影片、相機和手錶等你可能每天使用的這些東西，都是視覺提示工具。手語屬於視覺溝通中高度發展的形式，它包括面部表情和肢體語言，而這兩者的作用有點類似加強口說語言意思的音調大小和轉折。

溝通、接受、表達和感覺被聽到的能力，對於你的孩子或任何人的整體健康功能來說，是很基本的東西。

旗語利用旗子打信號，在遠距離溝通上以視覺效果取代字彙和字母。去看棒球比賽，觀察三壘教練揉他的前臂，抓腰帶和拍胸膛。他可不是在為珍・古德的電影試鏡，他是在告訴跑壘者待在壘包上，除非球飛到右外野界外去。所有的這些介面模式，都是利用口說語文之外的東西來達成功能性的溝通。

你的孩子或學生對於視覺提示也許有深切的需要。許多自閉症患者用影像思考，而不是文字。他們的原始語言是圖像，而不是聲音。一個孩子用於表達的口說語言也許少得可憐，但是我們是否過度自以

為是，或天真地認為，這表示他沒有想法、喜好、意見、觀念或信仰，所以沒什麼想說的？在杳無人煙的森林裡，難道會因為沒有人聽到樹倒下的聲音，所以它倒下的時候就是沒有聲音的？這種說法沒道理。你的孩子或學生也許正在把他的生活經驗翻譯成腦袋裡的圖像，假如是這樣的話，那種語言跟你所使用的語言一樣正統。而且假如你想和他溝通並且用能產生有效結果的有效方法來教導他，那麼它也是你必須學習去適應的語言。

天寶‧葛蘭汀博士在她1996年的著作《以圖像思考》（Thinking in Pictures）裡，提高世界對她的視覺取向的體認，文章的開頭是：

「我用圖像思考，文字對我來說是第二語言。我把口說及書寫文字翻譯成全彩的電影，加上聲音，就像在我腦袋裡放映錄影帶一樣。有人跟我說話的時候，他的話會立即被翻譯成圖像。以語言為思考基礎的人，往往覺得很難理解這個現象。」

一如我們在第5章裡提過的，溝通、接受、表達和感覺被聽到的能力，對於你的孩子或任何人的整體健康功能來說，是很基本的東西。在缺乏有效溝通工具的情況下，視覺導向的孩子（方形釘）不斷被硬擠到一個語言導向的世界（圓孔）裡，他必定會感到被無視、陷入困境、不知所措和寡不敵眾。除了退縮之外，他還能怎麼辦？

創造一個視覺行程表或其他視覺策略來幫助你的孩子順利度過校園或家居生活，也許是你的學校團隊或你自己的研究小組所建議的首要工具之一。為什麼呢？因為它能：

• 為自閉症孩子提供重要的架構和可預測性。知道接下來要發生

的事，可以讓她無負擔地專注於手邊的任務或活動，不用焦急或憂心接下來在什麼時候會發生什麼事。

* 當作試金石、可靠資訊的堅定來源，讓她確信事情會合理的呈現，然後她可以在那件例行事項中得到安全感。

* 為了應付比較不那麼愉快的任務，加強最初／後續策略。「首先你要做完8道數學題，然後你可以有5分鐘的選擇時間」，這會讓他感覺受到激勵，而不是陷入逃避或推諉。

* 增加他獨立執行任務，以及自行在各項活動間轉換的能力。

* 有助於減輕自閉症患者常有的僵硬思考和缺乏彈性的特質。隨著孩子對自己獨立自主的信心的增長，你可以在行程表裡安插一些變化球，形式可以是各種活動，或暗示一項意外活動的問號。

* 融入社交技巧。行程表可以包括「和同學玩（或讀書）」5分鐘的時間，或是「向3個人說再見或揮手道別」。

以上這些都能建構和增強你的孩子或學生的理解能力，並且朝著滿足周遭人們期望而努力（假設那些期望是合理且在他目前的發展階段上是可以達成的）。

並不是所有的視覺行程表都要做得跟日曆一樣，它們共同的要素是相繼性。除此之外，大小、呈現風格、可攜性和長度等，都可以有極大的不同。

早在方便且有彈性的手持式電子裝置和應用程式出現之前，當布萊斯進入幼稚園的時候，我們做了布萊斯的第一張視覺行程表。我們

用簡單的畫線方法來描繪一天例行事務中的連續活動：起床，吃早餐，穿衣服，刷牙，搭校車。在讓他看過行程表、教他如何使用，並且跟著他練習過幾天之後，就讓布萊斯自己執行每一項任務，但是他似乎從未被那些圖畫吸引，或是對行程表的說明從不顯得感興趣。一年之後，我們發現布萊斯跟圖畫沒有聯繫，線條畫對他來說沒意義，他也不想和想像或抽象的圖示扯上關係。他喜歡具體的圖像——照片。當我用照片呈現故事或指示的時候，他顯得興味盎然。

　　無論是電子裝置、紙本或其他媒介，創造成功的視覺溝通策略的第一步，就是確認你的孩子或學生的表述程度，意思就是，決定什麼種類的視覺效果對他來說是有意義的。布萊斯需要的是照片，另一個孩子也許是線條畫、鉛筆畫或全彩畫。偏向具體思維的孩子，也許需要從實體物這種非常基礎的階段開始。隨著孩子長大，他的溝通技巧也會增長，行程表也許是文字與圖像的組合，而且或許到了某一天，就只有文字了（屆時它的名稱會變成「待辦清單」）。隨著孩子的年齡和學習狀況來調整行程表，是有效的視覺提示工具的關鍵要素，確保這些提示工具持續發揮效用，不會招致嘲笑或排斥。也要想一下，你的孩子追蹤資訊的最佳模式是什麼。不要假設是從左到右，它有可能是從上到下。職能治療師能夠協助你判定答案。一張行程表或一頁紙上，一次應該出現多少提示物？不要過多，從兩、三個開始，然後逐漸增加。

　　視覺策略不是會隨著孩子逐漸獨立而被淘汰的東西。它們是培養組織能力、時間管理、彈性、進取心等一輩子的工具，也是維持自給自足所需的其他執行功能技巧的總管。隨著時間的流逝，我不斷遇到

一些事情稍稍提醒我：視覺行程表不只是我們用來幫助布萊斯學習準備進入學前班的一連串線條畫，他的表述程度和世故程度可能隨著時間而逐步增長，但是行程表所提供的穩定性和它所緩解的壓力並不會如此。這正是讓行事曆印刷業者和應用程式設計師閒不下來的原因。偶爾我聽到別人說，給自閉症孩子的視覺提示工具是「柺杖」，通常聽起來像是——恕我直言——「我不想費力氣去提供那種東西」的簡略說法。為此我發布了一則訊息，不久之後有一名自閉症成人回應：「柺杖是幫助人們維持移動性的無價工具，否則他們哪兒也去不了。」

進入初中的前幾個禮拜，在一棟充滿新老師和一片新臉孔的新大樓裡，布萊斯面臨著巨大的考驗。戶外學校在我們國家是一項很普遍的計畫，六年級生要到當地營區度過一個禮拜，學習原生生態系統。那是一個很棒計畫，不過卻在我和布萊斯的心裡勾起了許多問題。他從來沒有離開家人到外頭度過 5 個夜晚，他會受到 2 個認識他不到 6 週的老師監督，還有根本不認識他的營區其他職員。他必須忍受不熟悉的日常生活、無法預測的天氣、和他從未謀面的孩子一起睡一起吃，而且最糟的也許是——營區食物。

雖然學校和營區職員都向我保證他們會做任何必要的調整，但是布萊斯並不確定他想去，一直猶豫不決。我們開車到營區探訪，期間他總沉默不語。他調查過餐廳，他確定那會是悲劇的來源。但是，等等，看到有趣的事情了！在門旁邊的牆上掛著的每日行程表頗引人注目：6:45 起床，7:15 升旗，7:30 早餐，10:30 野生動物學習，11:15 午餐……等等，一直到 6:30 營火。一整天都用易於管理的提示法標示

出來。

「可以給我一份副本嗎？」他問。

職員高興地幫他做了一份手掌大小的行程表，吊在掛繩上。主廚給了我們一份供餐表，這樣他就知道什麼時候吃營區食物，什麼時候請他們幫忙準備我送他來時一併帶過來的食物。

布萊斯的老師報告說，有了這兩份常常參考的視覺行程和計畫表，他可以很輕易適應。視覺行程表告訴他可預測之事和具體的例行事項，讓那個不熟悉、令人生畏的環境，變得不僅便於管理，而且有趣。他們有早晨的例行視察，所以布萊斯會整理他小屋裡的個人物品。在最後的營火時間，他說當他剛到時懷著不確定的感覺，但是經過一週就交了新朋友，這番話讓老師感動得落淚。他一整個禮拜都穿同一雙襪子，忘了背包裡還有 5 雙。他在戶外學校的經驗跟別人一樣，而且那一年只要有人問起，他會說那是他六年級裡最棒的日子。

想要教得有效，你必須讓對方聽到你，而且許多自閉症孩子在有視覺提示的狀況下會更聽得明白。你也要曉得，介於文字和圖像之間的事情，就是翻譯和教導。如果你所做的只是示範給他看，就算孩子是一個視覺導向的學習者，也不代表他會自動知道如何使用視覺提示。你還必須教導他如何、何時，以及為什麼使用它。你也許要放慢你平常口說的溝通速度，讓溝通逐漸發生。給她額外的反應時間，假如指令還沒被消化，不要一遍又一遍地重複同樣的指令。「不要解似（釋）！」伊莉莎·杜莉朵責罵道。「做給我看！」

你的孩子以視覺提示工具輔佐達到的成功，也許令你鬆了一口氣，感到心滿意足，並且想著：「我不知道沒有了它們該怎麼辦。」

這句話在暗示你自己，你應該採取一些方法，確保自己永遠不必知道。你需要有備用計畫和工具，因為電子裝置會失靈，發生遺失檔案、在關鍵時刻耗盡電量、弄丟或被偷、不小心丟到洗衣機裡、掉進浴缸或馬桶裡等慘案。非電子式提示工具同樣可能遭受物理損傷或遺失。當孩子原本的提示工具失靈了，已經準備好的 B 計畫就跟原本的提示工具一樣重要。在這方面我十分小心，同時保有電子及紙本行事曆，因為我知道一年裡頭至少會因為便於攜帶（在戶外學校的滂沱大雨中，平板或其他電子裝置不是好的選項）、交叉參考或忘了手機放在哪裡的關係而用到幾次。我很慶幸自己有這麼做。

對許多自閉症孩子來說，用具象化的東西才有辦法溝通，但口說或書寫文字沒有用。（了解嗎？）這樣想想看：視覺影像是建構和解釋你孩子的世界的強力媒介，能夠緩解壓力，給予他可以理解的指引和界線。你要從他的角度看事情，用對他而言有道理的方式來教導他，生活才不會變得像一場戰爭，而他也不需要做一名戰士。他來了，他看到了——他戰勝了。

章末討論與省思

- 舉出在你生活中的3種視覺提示物（日曆、食譜、地圖、手錶等等）。沒有它們的話，你的生活能夠多有效率？

- 你的孩子或學生的教室裡、家裡或其他場合用了哪些種類的視覺提示物？在如何使用視覺提示物上，要提供何種程度的持續教學？

- 討論視覺工具是怎麼支持和建構一個孩子獨立且在社交互動的情況下執行任務的能力。

- 你覺得視覺提示物的使用為自閉症孩子吸引了不友善、將他們視為殘障者的目光嗎？如果是這樣的話，有什麼技術或選擇也許可以取代視覺提示物，並且保證有相同的作用？

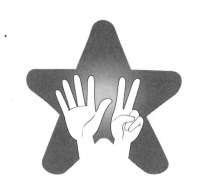

第 7 章

焦點放在我能做到的，
而非我不能做到的

　　如果總是有人讓我覺得我不夠好、我需要修正，那麼我就無法好好學習。當我確定我所聽到的一切都是我怎麼誤解了，我就不想做任何新的嘗試，無論你覺得自己是多麼和藹可親地說出那番話。我在更辛苦地嘗試。

　　找找我的長處，你會發現的。大部分的事情，不是只有一種做法。

在我的兄弟讀過《10件事》之後，他評論道：「第7章適用於所有的孩子。」他說的沒錯，而且我會把它再延伸到所有的人，不是只限於自閉症孩子。

許多家庭和教育者會不經意地陷入「期望落差」的泥沼。如果身為大人的我們未能將自己的熱切期望與對孩子的適當期望分清楚，這如同將孩子的潛力判定死刑。

適應體育老師莎拉・史培拉（Sarah Spella）不時看到這種現象。「家長的日子一天比一天難過，」她說。「他們的孩子不會依照他們所期望的方式去做，然後他們的態度就變得極不利於孩子。我見過太多案例，有的家長過度執著於體適能和運動。他們在這方面的期望過高，可能使孩子對家長要他們成就的事情完全失去興趣。我每個禮拜都和這些孩子在一起，他們根本不鳥適應體育老師。」她解釋說，他們的技巧也許和一般發展中的同儕一樣好，但是他們處理這些技巧的方式不同，如果背後沒有信念的支持，一切都等於零。「這些年來我一直告訴他們，我知道你能夠做到。但是假如他們沒有家長的全力支持，在每週30分鐘的課程裡，我就只能為他們做那麼多。」

我們每一個人都是各種「有能力」和「沒能力」的獨特混合體。如同喬治・卡林（George Carlin）所指出的：「貝瑞・邦茲（Barry Bonds）不會拉大提琴，馬友友不會丟變化球。」我先生不會寫書，而我不會設計工業氣流系統。但是這種事情從來都用不著討論，因為我們很高興知道，我們各自擁有不同的技術和能力，表示我們在這個世界上都能個別有所建樹。

關於家長們哀嘆孩子「做不到」這件事，我收到一些迴響——同

樣感到難過的電子郵件和故事，不過其中仍然可以有圓滿大結局的。
「安德森一家四代都會拉小提琴，但是我甚至無法讓他多看一眼。」
不騙你。有比小提琴的聲音更令人毛骨悚然的樂器嗎？想像一下一個
新手所拉出來的尖銳聲音，你用不自然的角度抬起兩隻手臂，讓琴弦
陷入柔軟的指頭裡，把形狀怪異的共振箱卡在你出汗的下巴下方。這
個孩子需要有家人以外的人注意到他，他對小提琴沒興趣，但對高爾
夫有天分，揮桿的時候輕鬆又準確。我希望他們家人能藉這個機會，
不僅從孩子身上學習到新的東西，也能讓他發揮所長。

還有一個家庭很熱愛滑雪，頗
不情願地接受了他們的孩子有前庭
系統的問題，由於這個毛病，滑雪
和玩滑雪板對他來說都變成討厭的

> **能夠指望且著重於你的孩
> 子能夠做到的，而非不能
> 做到的，這需要有眼光。**

事。有一年夏天在海灘上，那位母親注意到她的兒子可以花上幾個小
時堆沙子，從各個角度觀察沙堡，並且做結構性的調整。那年冬天，
她為他買了一組雪積木模具（普通的塑膠盒），之後他會用來蓋圓頂
雪屋、堡壘和城堡。她發現他能做到的，而不是聚焦在他不能做到
的，這讓那一家人仍然可以一起在山上度過一天。每個家庭成員輪值
「安迪時間」，和他一起堆雪堡壘，然後其他人滑雪。安迪變得很適
應雪，甚至可以嘗試溫和的滑雪圈和雪地健行。

能夠指望且著重於你的孩子能做到的，而非不能做到的，這需要
有眼界。在本書前面的部分我們討論過，要對你孩子挑戰性的行為賦
予正面的看法，所以要經得起一而再、再而三的重複。孩子是冷漠還
是能夠獨立做事？他魯莽輕率——還是具冒險精神，並且願意嘗試新

的經驗？他有強迫性的潔癖──還是具有優異的整理技巧？他用數不完的問題煩你──還是你聽出他的好奇、固執和堅持？我們在後面會討論更多關於你對孩子和他的能力所持的看法，會如何直接影響到他成長為一個自給自足的大人的能力。現在，我要問：

你能夠做到嗎？你能夠改變眼界，用一切正面的想法指望孩子的未來？

你會做到嗎？

我父親曾經很驚異的表示，他「從來沒有看過像布萊斯那麼快樂的幼兒」，他還補充道：「從前我身旁圍繞著好多幼兒。」我同意。布萊斯小時候是一個可愛恬靜的孩子，我走到哪兒他就跟到哪兒。

在他2歲的時候，我幫他註冊了一個學前班計畫，一週兩個早上。9月還沒結束的時候，老師報告說，布萊斯會自己在角落裡玩，他的語言技巧發展不足，不參加桌上活動，而且會推撞同學。我努力讓自己相信這是真的，因為那太不符合他的性格了。到了春季會的時候，一切都沒改變。「布萊斯通常會自己玩，」書面報告仍舊這麼寫著。「他很文靜，而且會觀察其他孩子。他不太能夠遵從指示。布萊斯不喜歡美勞或桌上活動。他會說話，但是我們不太能了解他所說的。他會模仿其他孩子。布萊斯能夠專注的時間很短，在小組時間裡他不和別人互動。」

我心想：噢。他不能做的事也太多了，他才2歲。

「不能」和「不會」的列舉事項一再出現，一直延續到下一年。在11月的家長會上，我禮貌地打斷老師，問我們是否能把焦點重新

放在布萊斯能做和做過的事情上。在這個提議之後，我聽到的是他多麼能夠自己一個人玩很久，他喜愛室內和室外的體能活動，自己找沙桌來玩，還有模仿的天分。我們的結論是，他的語言遲緩大大地妨礙到他成為教室中的一分子的能力。當時我想，我可以為他做件事，然後我們便進入語言治療的世界。很快的，他在學校裡已經會用有意義的三字詞組。

但是，我要求聚焦於他「能夠做到」的和尋求專業的協助，仍然不足以改善整體概況。冬季報告出來了，依舊熟悉地令人厭倦：想和其他孩子互動，但是不知道該怎麼做，自己玩，在小組時間時沒有辦法聽他人說話。我覺得時間好像停止轉動了。我要求老師和校長和我開個會，在聽過同樣的那些「不能」之後，我問了一個很敏感的問題，我要老師坦白說，她是否有可能不喜歡布萊斯。她的反應像是中槍一樣，我馬上覺得這樣很卑劣，懷疑自己是不是把好好一個會議搞砸了。「不，那是一個合理的問題，」校長說。「你必須問。」答案是布萊斯的老師愛他，但是他所需要的已經超出他們的能力範圍，以學校的現有資源是無法處理的。在會議的最後，校長決定把他轉介給公立的早期療育機構。

我問：「那是什麼？」我從來沒有聽過「早期療育」這個詞。到底是怎麼一回事？

「他們是一群能夠幫助你的人，」她說。早期療育的老師和治療師都是非常「能夠做到」的人。他們繼續告訴我布萊斯有多「酷」（和為什麼），他們認為他可以有多好的發展，以及我們可以如何規劃達到那個目標的旅程。他們把焦點放在他的長處、教學策略和用於

改善他的問題的生理調適。這令我們都產生了共鳴，包括布萊斯。

我最初讀過的一批自閉症書籍的說法不一樣，它們所說的故事充滿了令人驚恐的假設。他無法和別人建立關係，不會結婚，不能維持一份工作，不會理解法律上、銀行體系或公車系統裡的一些細微差異。再翻開只有黑白印刷的舊書，看到的是更多否定的話，但是寫那些文章的人照理說應該懂得比我多。我告訴自己，我不是

> 身為一個家長，你所能做的最重要的事情之一，就是聽從你那強烈的內在聲音，它告訴你什麼對你的孩子來說是正確的。

那種一昧否定的人。而且就在灰質和心臟之間的地方，有一個小小的聲音聲嘶力竭地想被聽到。別相信，那不是真的，除非你讓它成真。我只不過才剛開始，就聽到一堆人在唱反調和異口同聲地說「不能」。這時，聽從我們小兒科醫師曾經給予我的建議已經沒有什麼好損失的，而且說不定會有所收獲：「相信你的直覺，你實際上知道的，比你自以為知道的還多。」除了結婚之外，布萊斯在20歲之前已經做過所有的「不會」。

身為一個家長，你所能做的最重要的事情之一，就是聽從你那強烈的內在聲音，它會告訴你什麼對你的孩子來說是正確的。把眼光從「不能」轉換到「不會」，需要由衷地發自你的內心和大腦。在你權衡「證據至上」、「實務典範」和每天躺在你手臂裡、呈現在你眼前的孩子的身上所顯現的一堆證據時，你對自己的感覺和直覺也要像你「知道」或「認為」一樣，給予同等的考量。沒有人像你一樣愛她，也沒有人像你一樣為她的未來付出這麼多心力。當時最受迎歡的療法

和想法，也許對許多孩子來說是正確的選擇，但對你的也許不是。在1990年代初期有一種很普遍的自閉症特殊療法，我讀過它，不喜歡它，百分之兩百確定它對布萊斯沒用。後來在一個難忘的學校會議中，我告訴那些「能夠做到」的早期療育人員：「要是對我的孩子這麼做，我會殺了你。」值得慶幸的是，他們早已做了同樣的決定（老師告訴我，她想站起來喝采）。他們大部分人仍然和我有聯繫，現在是珍貴的朋友，而且天啊，他們真的還記得當時的談話。

我了解，你也許覺得前面的文字有點挑撥煽動。自從寫了本書第一版之後，每隔一陣子就有人要求我——有時候是不懷好意的——揭露我很討厭的治療方法。我的答案千遍一律，我不會告訴你那是什麼。因為如果你會提出這樣的問題，就表示你就弄錯重點了。被拿掉的那個故事，講的其實就是你要教育自己了解現有資源，並且只追求對你的孩子而言是有道理的東西。

我為布萊斯所抱持的「能夠做到」的態度，隨著早期我面臨的「不能做到」事件而逐漸增強。並不是說我所收到關於他的「不能做到」訊息沒有嚇著我，它們也曾給我考驗，令我發狂，讓我不禁這麼想：哦，是嗎？我們走著瞧。

如果你還沒有養成特別去注意你的孩子能夠做到什麼的習慣，你要怎麼開始？首先，要知道這是一種心態的轉變，需要時間和練習。其次，找出你孩子學習風格的線索。

《大腦的學習方式》（How the Brain Learns）的作者大衛·蘇沙（David Sousa）建議：「不要問我的孩子有多聰明，要問我的孩子是怎麼個聰明法？」一般發展中的孩子也許有好幾種學習方式，但是

自閉症孩子也許只偏好其中一種，而幾乎排除了其他的學習方法。所以看起來也許會像：

按部就班型學習者：從一步步的指引中獲益，往往記憶力驚人，或許會被叫做潔癖鬼（不該再被使用的敏感貶抑字眼），因為他們喜歡在視覺上保持得井然有序。

完形或總體學習者：大塊地消化資訊，先評估大圖像的大小，然後大塊地拆解開來。

自然主義學習者：在自然環境中的學習成效最好。他們喜歡與動物互動和野外生活，而且也許在分門別類、組織或保存資訊上顯示出優異的能力。

動態型學習者：經由實際去做、追求透過運動去體驗世界而學習。這些人是登山者、跑者、舞者和演員等，他們喜愛工藝和工具。

空間型學習者：你的小建築工人或小棋手就屬於空間學習者。他喜歡在腦海裡規劃和／或建構、畫他看到的東西，而且他對地圖、拼圖、圖表和標繪圖的概念很好。他似乎天生就能理解物理學和幾何學的概念，但是也許拼字和記一段話的能力很差。

音樂型學習者：聲音（韻律、押韻、敲擊）是他們的認知模式，腦海裡會繚繞著旋律，他們把自己的音調組織成一種有助於記憶的裝置。許多對噪音具高敏感度且言語技能遲緩的自閉症孩子，也許是音樂型學習者。

了解你的孩子或學生怎麼處理資訊，才能開啟學習的閘門。然後

你才能指導她成功地參與校內和校外活動，透過那些活動，她可以感受到面對考驗她的任務或事件時所需的自信。對於你所使用的方法，你會更有彈性和更具熱忱，而且在她的學習上逐漸增加的熱忱當中，你會看到她的自信，因為最後，一切對她來說都變得有道理了。

為了達到這個目標，你必須拋卻也許你在書上或醫生的診間看到的傳統或典型的成長圖表和時間線表，它們大部分都和你的孩子毫不相干。在我的旅程一開始的時候，我聽說自閉症的特徵之一就是不均衡的發展。布萊斯小時候有一個朋友是個4歲大的海洋學天才，光是他忘掉的珊瑚礁棲地和生物就比我知道的還多。他的媽媽跟我說，她可以用一切來換到他片刻的社會交際和跟布萊斯一樣的笑容。她本身是個盡心竭力的自閉症倡權者和學習者，最後她兩個目標都達到了。

布萊斯的笑容的確很燦爛，但是傳統的時間表在許多方面對他來說都沒有意義。直到4歲以前他不會可靠地說話，直到四年級之前他不會確實地閱讀。他喜歡游泳池，但會黏在泳池邊，就像一個金髮的藤壺，堅決拒絕游泳課，直到八年級時遇到對的老師和對的游泳池，他在短短幾個月裡就把6個級數的游泳課統統學會了。他的指導老師跟我們說，大部分的孩子會卡在某個級數，有時候一卡住就是好幾個月，然後才能繼續下去。就像他的語言發展一樣，布萊斯用完形法去學游泳──大塊地吸收（儘管遲緩些），而不是典型的循序漸進。

現在簡要地談一談我們身為家長、家人和老師，在「能夠做到」和「不能做到」上的責任和弱點。當時有一個網站的會員正在熱烈地討論我的書《10件事》，我在那個網站上讀到一件我所看過最憂傷的網路貼文。有一個媽媽承認自己感到「既疲憊又容易發怒」，用下

面這一段話來結束她給孩子的「我愛你但是」訊息。「噢，上帝，如果你在聽，我要收回當她又小又可愛又不會打擊我的時候所立的愚昧誓言，我說不希望她是那個時候以外的其他任何樣子。現在我願意交易，換回她原本應該有的那個樣子。」

當我讀到這裡的時候我感到既難過又生氣，因為我很確定她的孩子沒有問過上帝，她是否可以用這個媽媽去交換她原本應該擁有的家長。我為這個媽媽將錯過她孩子每日展現一點一滴的神奇魔法，為孩子的機會和成就將淹沒在痛苦的煎熬中而難過流淚。我對於她把孩子置於這種雙輸的局面感到憤怒，她對自閉症孩子做了連一般小孩都不應當承受的不公平責怪：「不要把杏仁和芭比娃娃拿去餵狗，我不想看到更多亂七八糟的事。」

雖然我同情這位媽媽身心俱疲的處境，雖然她的貼文大部分是在抒發怨氣，但是我仍然可以從中撿拾出希望的構材，具有足以翻轉整件事情的力量。她不僅擔心自己的孩子長大成人之後的未來，她也想減少那個自閉症孩子對兄弟姐妹造成的影響。她除了設法讓孩子接受職能和語言治療（儘管她認為那是一種「折磨」），她也在權衡不同療法的利弊得失。所以，雖然她尖銳的的話令我不敢恭維，但是我希望她終究能冀望於她和她的孩子所「能夠做到」的事情。

「不管你認為自己能夠或不能夠做到，你都可能是對的。」這就是亨利・福特（Henry Ford），美國工業主義的代表，有些人認為他可能也在自閉症類群之中。可靠的診斷結果已經遺失在歷史之中，不過比診斷結果更重要的是這個訊息：在你孩子的自閉症方面你所選擇去相信的，也許是他成年後的結果之中影響最大的那個因素。

我們選擇去相信的，不見得是可以驗證的真相，而我們相信得有多深，也不是它真實性的檢驗標準。我可以全心全意地相信自己能夠靠一己之力飛翔，能夠把一台大鋼琴塞到鼻孔裡，但事情不能因此成真。重點在於我們選擇去相信的並沒有確鑿的證據，我們該如何讓那個選擇引導我們的行動。

如果你在「原本可以那樣」的沼澤中踩著流沙，你就知道那是你孩子所得到的訊息。如果你需要別人不斷用你的缺點來提醒你，刺激你改進，你這種人十分罕見。對於我們其他人來說，那是在絞碎我們的自尊。如果不能放下，也許到了最後才會了解，「若」不撇開終是「苦」。

在得知孩子確診為自閉症的時候，許多家長會驚慌得不知所措。他們連忙查找所有能找到的關於自閉症的資訊、加入線上討論小組，並且發瘋似地和其他家長交流。有時候隨之而來的資訊大量湧入，令人難以招架。其中有些讓人感到鼓勵和振奮，而有些令人沮喪和氣餒。社會上有專家供你諮詢，有學校和治療方案讓你採取行動，有藥物治療和特殊飲食法供你考慮，還有如何負擔得起的念頭讓你傷腦筋。如果你冒險使用過量的工具陪你走過眼前的漫漫長路，這些雪崩似的新資訊會壓垮你，然後你變得渾身無力。是真的，這是常有的事。

你可以做一件事。以整齊、合理的節奏調整自己適應這個新的考驗，而且你要知道：

你有時間，你有很多很多的時間。

你有今天。

你有明天。

你有下週。

你有下個月和明年，然後還有許多年。

流逝的每一年都會為你和醫學界與教育界帶來新的資訊和了解。

不要理睬否定論者，保持在你自己的軌道上，結果終將到來。

章末討論與省思

- 在一張紙的中間畫一條垂直線，在上方寫下你孩子或學生的名字。在左邊的欄位寫上「能夠做到」的標題，右欄的標題是「不能做到」。把計時器設定在 5 分鐘，然後在左方的欄位列出孩子能做到的事情。再設定一次定時器，這次把右方的欄位填好。在計時器終止前你就寫完了嗎？想想為什麼。利用這個習題去思考，與另一欄相比，你那麼容易／困難地完成這一欄，也許說明了你對孩子的看法。

- 你要怎麼將你孩子或學生的優點導入至學習、娛樂或社會化的機會裡？

- 你能夠識別你孩子或學生的主要學習模式嗎？

- 關於反對論者對自閉症孩子「絕不會做」什麼的批評，討論或思考你較常聽到的一些評論。其中有多少對你自己的孩子或學生的批評，你認為是真的？

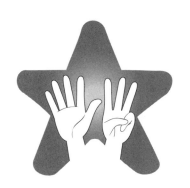

第 8 章

幫助我學習社交

你把它說的很簡單，但是學習社交對我來說相當困難。對你而言顯而易見的事情，對我來說卻不是——它莫名其妙又不可理解。從表面上看起來好像是我不想和其他孩子在操場玩，但也許是因為我不知道怎麼加入他們，或是我無法跟上他們每分鐘都在改變的想法。如果當艾蜜莉從溜滑梯上跌下來的時候我在笑，那不是因為我覺得這件事情有趣，而是因為我不知道該說什麼。在學校裡，參加小組活動也許讓我覺得不自在，因為我自己一個人的時候做得比較好。

不要因為我聰明，就假定我懂得社交是什麼意思。只憑著觀察別人，並不能讓我學習到社交。

我們在這裡可以有話直說。屬於自閉症類群中幾乎任何一方面的孩子，在社交上往往顯得特立獨行。這件事對孩子和家長所造成的心傷，讓許多家長覺得有迫切的需要去修正他們孩子在這方面的問題。如果社交能力是一種生理功能，我們可以對它投以藥物、營養、運動或物理治療，然後治好它。如果自閉症孩子是好奇、外向、積極的學習者，我們可以為他開發社會智能學習課程。

但我們的孩子並不是那樣，而社會覺察力也不是一套可以一一列舉的具體技能。基本的禮貌（請，謝謝；用面紙擤鼻涕，不要用袖子；乖乖等著，待會兒就輪到你）是可以、也必須教導的，無論孩子的官能程度如何。但是在喧囂忙碌生活中的人群裡學習放輕鬆是另一回事，而且極其複雜。想想你日常生活中所有不同的實體地點和社會環境，每一個都有它自己的社會行為網絡，我們在其中評判彼此；每一個都有它自己的社會規則，雖然熟悉的程度不一，但普遍為人所知，而且很少需要教導。

儘管你也許透過一些專業和私人的資料和門路讀過或聽過，但是社交技巧（我們希望自己的孩子展現出來的行為）並不是我們教導孩子的最終成果。幫助孩子學習在不斷變換的社交世界裡前進，其最終目標是為了讓他們變得具有社交能力——能夠走進任何社交場合，並且能夠判斷該說什麼、該做什麼，以及如何從心理和外在去應付眼前的狀況。把焦點放在社交能力而不是教導社交技巧，是目前在教育和治療領域中得到認同的一種見解，而且由於它著重於以社會情緒智商作為一個孩子在人生中達到成功的決定性因素，所以也普遍獲得支持。如同布萊斯的高中校長向他的學生再三強調的：「缺乏社交能力

令你失去工作的速度，會比缺乏認知技巧或聰明才智還快。」

　　分析社交情商世界的協同作用，對許多成人來說並不容易或符合天性，因為我們大部分人都是靠直覺去學習。今天我們有成功導向的書和部落格，標題也許像「學習團隊工作」或「加入對話的4個步驟」等等，而這正是大部分自閉症孩子所需要的教學類型。就像我們

在孩子懂得社交舉止之前，我們必須教導他們懂得「社會思考」。

在學會跑之前都必須先學會走路一樣，在孩子懂得社交舉止和帶著理解及正面意圖才去做（而不是死記硬背地重複或擔心後果）之前，我們必須教導他們懂得「社會思考」。為了成為一個堅強的社會思維者，你的孩子將會面臨把事情的來龍去脈和見解作為因素納入他的行動的考驗──從他周遭事物的自然、社會和暫時的層面去思考，要考量到他人的想法和感受，要用共有的想像力去和玩伴產生共鳴，以及去理解在某個特殊場合他說了或做了什麼，可能會讓別人對他有喜歡或不太喜歡的想法和反應。社交情商是我們社交行為和社交能力湧現的來源，它在一個孩子人生的長期成功上，也許是比認知智能更重要的決定性因素。

　　不管是家長或老師、家庭或學校，教導自閉症孩子成為一位社會思維者，觀察和穿梭於社交場合，在一開始的時候都要拋開你可能懷有的任何假設，以為他可以藉由到處走動和觀察熟悉社交行為的人吸收社會敏感度，或認為某一天他長大之後就會自動擺脫對社會關係一無所知的情況。有些今日的教育體系和指導它們運作的各種規範，確實會把以社會為基準的概念融入它們的課程規範中。遺憾的是，在我

寫這篇文章的同時，有些人仍然抱持這種錯誤的見解，認為所有的孩子在出生的時候都具有一個完整的社會訊息處理頭腦，會根據推定出來的社會發展進程而運作。基於這樣的假定去回應孩子在社交上遇到的麻煩，然後當我們企圖教導他的東西對他不起作用時又去責怪他的自閉症，根本沒道理

在一個孩子人生的長期成功上，社交情商也許是比認知智能更重要的決定性因素。

（而且對孩子極不公平）。我們的孩子所需要的，是我們在觀點上的轉變，並且從根本上開始增進他們的社會覺察力。

當我們說我們希望自己的孩子學習社交技巧時，我們真的是在立下遠大的抱負。我們希望他能夠適應他周遭的世界，在學校、社團、工作上和在他自己的人際關係裡獨立作業。布萊斯在剛步入青少年時期時便確定了這個目標，他跟我說這一直都是他的目標，早在他能夠清楚地表達出來之前，或在孩提時期的想法中還沒弄清楚它叫什麼之前，就已經是他的目標。社交不是照本宣科那麼簡單，它是一種有信心的狀態，這種狀態會隨著我們小心地培養社會覺察力和社交聯絡技巧而成長，它開始於一個孩子非常小的時候：

- 聯結經驗：能夠和他人產生基本的聯繫，並且曉得他人是龐大和有益的資訊來源。
- 產生洞察力：能夠從你自己以外的立場去看和體驗這個世界，並且把這些不同的見解視為學習和成長的機會。
- 彈性：能夠隨著意料之外的改變而伸屈，能夠看出錯誤不是最

終結果，而是學習和成長的一部分，以及失望只是程度上的問題。

- 好奇：從思考事情背後的「為什麼」之中獲得激發──為什麼某種東西會存在，為什麼它的存在很重要，為什麼別人會有那樣的感覺，以及它是怎麼反映出來的，和我們又有什麼關係。

- 自尊：十分相信自己的能力，足以因此冒險嘗試新事物；當別人對你說了或做了你認為不當的刻薄、輕率的批評和行為，你因為十分看重自己的尊嚴和情感而去扭轉別人的那些觀點。

- 宏觀思考：領悟到不管我們有沒有和他人互動，我們都有用到自己的社交頭腦和社交本領。我們閱讀故事，嘗試推測出一些角色的動機和預測他們下一步的行動。我們在腦海裡重演遇過的狀況，判斷自己的行為是否恰當。你的孩子也許會跟你說：「我不在乎交際，我很高興自己一個人。」或許他在那個時候是那麼想的，而且人體說來，許多人確實覺得孤獨好過參與交際。但事實上，有些孩子會藉著「我不在乎」的態度來轉移由於非常在乎而帶來的痛苦。因為他們沒有相關知識、技巧和克服社交障礙的支援；能夠克服障礙，才能達成他們人生中的目標和夢想。

- 溝通：了解到即使不用說話，我們也能溝通。

蜜雪兒・賈西亞・溫納（Michelle Garica Winner）在1990年代中期創造了「社交思考」一詞，是社會情緒學習領域中的主要聲音之一。在她許多關於社交思考的書裡，其中一本概述了溝通的四大步

驟——在瞬間以直線順序展開，往往沒有特意思考：

- 我們用自己的方式去思考別人的想法和感覺
- 我們用有形呈現的方式讓別人了解我們意圖溝通的事情
- 我們用眼睛去監測別人對我們之間的事情的感覺、行動和反應
- 我們用語言去和別人建立聯繫

你有注意到，只有在溝通的第4個步驟語言才出現嗎？而且那也是身為家長和老師的我們一般會強調的地方。只教導第4個步驟而略過了其他3個步驟，會讓你的孩子或學生在社交溝通方面能力不足、有弱點，而且可能既沒效率又不容易成功。溫納把這種著重於行為的教學叫做「書本裡的教學」，因為自閉症孩子所需要的是從根本開始的社會教育。

同樣重要的是，要幫你的孩子灌輸一個這樣的觀念：在社交場合裡，非語言溝通也有其作用。可能出問題的社交互動的微妙關鍵點，可分為3大類：

- 多元音的溝通：他不了解口說語言在音調上的大量細微差別。他不懂反諷、俏皮話、慣用語、比喻、暗示、俚語、雙關語、誇飾或抽象。他也許用單一音調說話（向聽的人暗示無聊），或也許講話太大聲、太輕柔、太快，或太慢。
- 動態溝通：他不懂肢體語言、表情或情緒上的回應（哭、畏縮）。他也許使用了不當的手勢或姿勢，也可能拒絕眼神接觸。我們的孩子不懂的太多，連眼神是資訊來源的基本了解都沒有。天寶・葛蘭汀博士曾經提到，她直到51歲以前都不懂

人們會用眼神傳遞非語言溝通的訊息。

- 人際距離溝通：他不懂得拿捏人與人之間的溝通距離，那是一種很微妙的領域性提示和私人範圍的基準。他也許在不知不覺中成了「空間入侵者」。人際距離的規則不僅因文化差異而有所不同，也因人際關係的不一樣而不同。很親密？認識而且很熟？僅止於社交？只是在公共場合見過？對於許多自閉症或亞斯伯格症的孩子來說，要解開人際距離的密碼，需要的是「不可能」層級的推斷能力。

要使你的孩子對社交互動變得自在，並沒有捷徑或萬靈丹。它需要練習、全心投入、手忙腳亂、犯錯練習（強調「犯錯」是「練習」的另一種說法）。我們一般人的想法是「提供語言豐富的環境會刺激語言的發展」，但與此觀念不同的是，讓一個自閉症孩子正常發展的同儕接納他，但是沒有指導、社交概念的具體教學，是不會帶來進步的。如果沒有這樣的教學指導，你的孩子在長大成人的路上，依舊會在同樣的社交溝通困難的汪洋中浮沉漂蕩。教導你的孩子懂得社交，

要使你的孩子對社交互動變得自在，並沒有捷徑或萬靈丹，就是需要練習。

等於是用上千片小小的學習機會和機遇做馬賽克鑲嵌，在適當的聯結下，將會結合成一個自信的核心。它需要身為他的家長、老師、導師的你，具有110％的社交覺察力，教他分析錯綜複雜的社交網絡，提示他那些在社交上令他難以辨別的細微差異，並且用他能夠了解的方法讓他知道。

我們在生活中的每一個角落都需要社會導覽：在家、在工作場所、在學校，在社區內穿梭，在購物、娛樂和做禮拜的時候。當你帶領孩子穿過這些具考驗的層層環境時，我懇求你不要有「他比人差」的心態。不斷地把他天生具有缺陷的訊息傳遞給孩子，必定會築起一道阻止我們進步的牆。自尊是社交機能裡的必需要素，在一個不斷傳遞「她表現得不如她應該有的樣子」訊息的環境中，自尊是無法茁壯的。她有些行為也許不能促進她的社交發展，但是，請務必把行為和孩子區分開來。

自從有了布萊斯，我打從一開始就知道我們有一段漫長而艱辛的路要走。順遂的日子，代表例行事務進展得愉快又有成果，我們可以看到我們在朝目標邁進。不順遂的日子，代表生活及諸事不能安然平穩，並且隨時都有意外。在看不到路的盡頭的那些日子裡，我開始納悶，還要盡多少努力才夠？當需求是包羅萬象又無窮無盡的，譬如社交技巧的匯集，我要怎麼知道這些技巧的教學和培養有沒有發揮矯正的作用？為我兒子提供他所需要的琳瑯滿目的服務和機會，和對他施以，呃，疲勞轟炸的界線在哪裡？他只是個5歲的孩子，他把下午整整6個小時都投入在協助發展幼稚園，包括一週3天的語言治療、適應體育和一對一的職能治療。沒錯，我們可以繼續做一輪又一輪的課後輔助治療、指導和社交活動。但是這件事傳遞出去的是什麼樣的訊息，令我感到極度擔憂。

我覺得自己有些不對勁。

　　我回想起小兒科醫生給我的第一個建議，要我信任自己的直覺，以及我知道的比我自以為知道的還多。我選擇採納他的建議。我把布萊斯從每件事情裡拉開，除了學校。我這麼做是因為我相信，我們用來教導他的步調、方法和背景是培養技能的一部分，和技能本身一樣重要。缺乏創造關聯性，也不讓他大致了解他社會行為背後原因的填鴨式教育，會帶來令人厭惡的反應。能讓他學習得最好的環境，不會是持續不斷的壓力和命令。我的工作是創造一個令社會覺察力茁壯的基礎，然後他可以在這個基礎上發展真正的自尊，並且打從心裡感到自在。有了這些支援之後，我深信他能更輕鬆地依照自己獨特的時間表去學習社交技能，而不是依照我或其他人從書本、圖表或和其他孩子比較而得來的時間表。我並不確定自己是否做了正確的事情，但是從布萊斯的身上看來，在教學步調、他逐漸成長的自我意識和他的自尊之間，似乎真的有直接的關係。他的休息時間，就是他的充電時間。那讓他能夠運用在他人生中的一些選擇，然後願意把自己百分之百地交給學校。「好極了，」他的教學助理說：「你不會相信我看過多少筋疲力盡的孩子。就像所有的孩子一樣，他們只是需要一些屬於孩子的時間。」

　　在 13 歲的時候，布萊斯就能成功地從團隊運動到校園舞蹈的環境裡做到社交互動。這個傑出的案例顯示出，自閉症孩子在有健全自尊的引導下所能達到的成就。在自閉症類群的旅程中，我們千辛萬苦好不容易才到達這裡。從事後看來，我可以看出由於我持續不懈地增強他的自尊，這成了他願意走出舒適圈，並且擴張他的舒適圈的極大要素。

　　教導社會覺察力是通往社交能力的一個步驟。以一個總體概念來說，它也許令人感到不知所措，但是就像執行任何重大的任務一樣，如果你把每個目標區分開來並且釐清，一次應付一個目標，從小的開始，然後朝愈來愈大的成功發展，你會更有效率。去除障礙（通常是感官、語言或自尊議題），並且對於進步（必定是一個移動的目標），要拋開先入為主和刻板的衡量方法。

　　重要的是，要把不同的目標區分開來，並且將它們保持在可以管理的狀態，因為訊息也許有重疊之處，你不能期望孩子會把首要目標從次要目標中區分出來。如果你希望孩子在晚餐的時候是一個開心而且投入的家庭成員，你應該要知道這其中牽涉了好幾項相互交錯的目標。為了把社交成分獨立出來，你也許需要提供適當的座位和餐具，排除聞起來和聽起來會傷害到感官的食物（他的和別人的），並且設法使他參與對話。要確定他的晚餐時光並沒有浸染在討厭的味道裡和只是勉強吃兩口，或是聽著關於禮儀的說教和無法理解的眾人閒聊。假如目標是社會化，就把這個目標從食物或其他精細動作處理的目標裡區分出來。我不是說說而已，我真的會有所行動。我的孩子們有許多次在臥房裡吃早餐的經驗，發生在晨間日常生活中的騷動嚇著他們了，而一天裡的那個時間的目標是營養，不是社交。這個暫時性的權宜之計（只是這麼多年來許多臨時計策的其中之一）持續了幾個月，但不是永久的。讓我來告訴你，我們是在什麼樣的情況下達到了那些要耐心地區分出來的目標。在布萊斯 12 歲那一年，我們全家到城裡最高級的餐廳之一慶祝我的生日，孩子們高興極了。我看著布萊斯自信地走向鋼琴吧台，手裡握著 5 元美金小費，問演奏者：「你能為我

媽媽彈奏〈星塵〉嗎？今天是她的生日。」多年來緩慢但穩定發展的適應性行為，已經蛻變成自然自信的舉止。事情過後，我心中的歡欣仍澎湃不已。

社交能力是一日復一日，一點一滴累積而成的。誠如諺語所說：「千里之行，始於足下。」我們不是摩西，沒有刻著10誡的石板在頂峰（如果有頂峰的話）等著我們，但是如果有的話，看起來應該會像這樣：

1. 杜絕「修復」的想法。
2. 建立你孩子的自尊，以此作為承擔社交風險的基礎和抵擋別人刻薄態度的盾牌。
3. 把焦點放在用來發展社交技能的工具：社會覺察力、理解力和解決問題。學習思考和理解別人的想法與感覺，並且在社交場合裡要維持一個平衡局面，這樣可以很順利地去歸納各種情況和環境的社交技能。
4. 創造可以讓她成功地練習社交技能的環境，這個環境不是間歇的，不是偶爾的，而是一直持續下去的。
5. 具體地界定你的社交技能目標，並注意目標不要重疊或相互衝突。
6. 從孩子能應付的社交情況的真正程度開始，而不是一個想像或假設的程度。有些孩子的高超字彙能力和智商，使我們誤以為他們的社交能力也一樣好。其實在大部分的情況下，並不是這樣。

7. 維持小量的教導，慢慢累積。

8. 對於進步的定義不預設立場，進兩步，退一步，仍然是值得慶賀的成長。

9. 為承擔社交風險的情況提供合理的外在機會。你希望他試試教堂唱詩班、課後樂高社團或寵物庇護所志工，但是假如在幾次的嘗試後他產生厭惡感，你要為他曾經嘗試過而稱讚他，向他保證可以停止，然後往下進行其他的事情。

10. 要記住，社交規則和社交期望在文化脈絡中會隨著時間而改變。一個 5 歲孩子的適當社交行為，對於青少年來說也許是不適當的。在學校自助餐廳允許的事情，也許在其他餐廳或到別人家拜訪時是不可以的。

　　適應我們的社交社會，需要你孩子極大量的努力。他以他所擁有的能力和社交智商做到最好。儘管他不懂那些細微的差別，但是當你相信他的時候，或是你信念動搖的時候，他確實知道。

　　「千里之行，始於足下」，我兒子康諾最喜歡的童書之一記敘了艾德蒙・希拉里爵士（Sir Edmund Hillary）及其雪爾帕嚮導坦金・諾桂（Tenzing Norgay）的故事，他們是第一批登上聖母峰頂的人。我們談論到關於他們之中誰是第一個踏上山峰的人的爭議。有人認為坦金比著名的艾德蒙・希拉里爵士先一、兩步到達山頂，對於這個推測，坦金的兒子詹姆林（Jamling）在 2001 年告訴《富比士》雜誌說：「我問過他，他回答：『你知道，那不重要，詹姆林。我們是一整個團隊一起爬上去的。』」你就像坦金，爬這座山爬了很多年，你

的孩子就像希拉里，做他第一次的攀登。你要做他的嚮導，了解他和
幫助他去看沿途壯觀的風景。

章末討論與省思

- 討論具備「良好的社交技巧」是什麼意思？

- 為什麼以機械式學習去教導社交技巧是不夠的？

- 你認為自閉症或亞斯伯格症孩子，能藉著在其他孩子身邊和觀察他們來學習社交技巧到何種程度？

- 討論教導社交技巧和教導社交能力之間的差異。

- 列出在團體環境中成功地發揮功能所需的各種社交能力。討論你的孩子或學生具備這些能力的程度，以及能夠將它們用在即時社交狀況中的程度。

- 界定在以下各方面的不同社交技巧
  - 依文化而不同
  - 依環境而不同（家裡、學校、教堂、公園、拜訪親友）
  - 依關係而不同（親戚、同學、老師、陌生人）

- 當你在傳授社交技巧時，在什麼樣的程度上你也會教導為什麼那種技巧對孩子本身和對別人很重要，以及它給人的感覺、反應、回應又如何？如果你不常這麼做，討論造成這種情況的可能原因，以及如何扭轉這種情況。

第 9 章

辨別觸發我崩潰的事情

你把它們叫做崩潰，對我來說那種感覺像是爆炸。它們在我看來，比你們認為的更可怕。

當我無法以言語表達出我內心的痛苦和驚慌時，我所做的一切都是在告訴你們，我對周遭所發生之事的反應。我並不是故意「衝著你來」，而且我「就是無法停止」。我可能會因為覺得身體不舒服而崩潰，像是過敏、睡不好，或肚子痛。不管那是什麼，我會覺得好像受到攻擊一樣。

我需要你幫助我避開像這樣影響我的情況。如果你能推測得出來令我崩潰的原因，你就能阻止它，我自己一個人做

不到。仔細尋找跡象，因為它們一直都在，而且我或許無法用言語告訴你。

有件事也許你在本章節結束前是不會相信的：讓自閉症孩子崩潰、勃然大怒、失去理智、抓狂的理由可能數也數不清。討人厭、任性、倔強、被寵壞或「沒盡力嘗試」等都可能含有令孩子崩潰的因素，哪怕是細微到幾乎看不見。

我們已經面對過這個赤裸裸的關鍵事實：所有的行為都有其原因，而且所有的行為都是溝通。崩潰是一個孩子明明白白傳遞給你的訊息，他無法用任何其他方法告訴你某個情況已經超越了他能夠自制的限度，他的環境中有某件事導致他敏銳的神經陷入混亂，而且他無法再應付下去。也許看起來「事出突然」，但事實上之前就出現過並非無可辨識、漠視或忽略的警告跡象和線索——有時候很隱約，但就是存在。即使在一般環境中有充分口說技巧的孩子，在遭遇壓力時也可能說不出話來。對語言能力有限或不說話的孩子而言，也許除了行

一定要記得，沒有事情是在他的控制範圍內，崩潰並不是他有意的選擇。

為以外並沒有其他選擇，尤其是如果她被教導的是不可替代的功能性溝通系統。儘管孩子具有語言技巧，但是如果你能一直記得沒有事情是在他的控制範圍內，你會比較容易保持警覺。崩潰並不是他有意的選擇，稍微想一下下，孩子想從崩潰這種事情得到負面的注意是毫無道理的，只會適得其反。

我們首先必須相信，如果孩子能夠的話，他會想適當地互動，但是他既沒有社交知識、感覺處理能力，也沒有達成適當互動的表達語言。假如這不是你目前的心態，你也許需要特意練習。經過練習之後，有刺激物存在的假定，以及挖掘出那個刺激物的好奇心和毅力，

才會變成第二天性。我們在本書中討論過的許多其他概念都一起出現在這裡：感覺超載，「不能」與「不要」，不適當的語言表達，應付社交情況的考驗。

當我說所有的行為都有其原因時，我指的是一個解釋，一個基本原由。找出原因可能既費力又艱難，它跟幫行為找一個藉口不同。藉口只是為自己辯解的企圖，它的背後或許有、也或許沒有任何真相。仔細看看以下聲明：

「他並不想。如果他想的話他就會（去做／坐好／合作）。」
「她就是該再努力些。」
「他不照我教的做。」

看看我們這些家長、老師或照護者是怎麼利用這些態度擺脫困境的——給自己一個不用費力氣找出根本原因的藉口？有多少次我們聽過這樣的陳腔濫調：「如果你想讓自己夠壞，你就為所欲為吧。」好，那就是為什麼我們知道有人可以做時光旅行，或者活到300歲的原因。假如一個眼盲的孩子想要夠壞，他可以把白板上的字照抄下來嗎？如果這聽起來很熟悉，很好，因為我們回到了分辨「不要」與「不能」的第3章，我們在那一章討論到，有時候我們（或孩子）有多熱切地想要某個東西，而那並不是關於可不可能的考驗，也不是我們或孩子有沒有那種能力的問題，缺乏動機並不一定是不聽話的原因。世界上所有的動機也許仍然需要耐心、持續性的指導和／或輔助的科技。我們不能（也不會）把「他就是不要」當成我們不想做較費

勁但更有效干預的合理化藉口。

　　至於「再努力些」，誰自願走出來為我們示範，他能夠多有效率地改變一個人不斷刻苦嘗試的行為（減重、存錢、戒菸、不拖延、不遲到、不咬指甲、減少螢幕使用時間）？

　　還有「他不照我教的做」？記得之前說過的嗎，如果他不學，那就不叫做教？而且，除非你用他能理解的方法去教，否則他學不會。

　　在很多時候，你無法即時或當場看出你孩子崩潰的根本原因，那會很令人疲憊。也許你的一生當中不曾有過比現在更需要義不容辭地成為一個偵探的時候，也就是說，要去查明、察覺、判斷、找出、揭發、搜索出真正原因。難以解釋的行為必定有一個根本原因，為了辨識出那些原因，在搜索的過程中你確實需要更仔細、好奇和周密。你必須成為生活偵探、心理學獵犬和環境研究者。

　　大部分的崩潰刺激物會群集在幾個區域，如果你能精確地標出那些刺激物，你就能防止崩潰的發生，而不用在它發生的過程中嘗試中止或澆熄它（通常不可能）。思考一句中國古諺：給孩子一條魚，他可以吃一天；教孩子釣魚，他可以吃一輩子。你辨識出你孩子崩潰刺激物的能力，就是幫助他自己辨識出來的第一步，之後才能做自我控制。

　　讓我們來看看以下 4 大類崩潰刺激物：
- 感覺超載
- 物理／生理刺激物
  - 食物過敏或敏感

- 睡眠障礙
- 腸胃不適
- 營養不足
- 內分泌失調
- 非人為疾病或傷害
- 情緒刺激物
  - 挫折
  - 失望
  - 被粗暴對待
  - 感覺不公平
- 大人做壞榜樣

感覺超載

如同本書中一直在討論的，一定要先找出感覺方面的問題。

布萊斯 3 歲的時候，我們在一個親戚家慶祝我的生日，那是他熟悉的地方。傍晚過了一段時間之後，他開始在屋子裡胡亂躁動。當我企圖用以往通常有效的方法安撫他時，他抵抗，把雙臂伸開用力揮舞。該離開了，雖然太匆促，但事情就是這樣。我撿起外套和玩具。「等一下，」一位通常善解人意的親戚說：「你打算讓一個 3 歲小孩支配你們全家人今晚的活動嗎？」我懂他的意思。他希望我好好享受那個晚上，以及他覺得我應得的特別待遇。但是，沒錯，一個 3 歲小孩的需求是會讓我錯過那個夜晚，不過那並未否定當時我所擁有的美

好時光。而且，不，他不是在支配我們，他是在溝通。因為他還不會用語言表達，所以我必須找出他行為背後的意義。我們一離開後，他胡鬧的行為很快地讓他筋疲力盡。他的所做所為並非出於任性，他感受到痛苦。

這個故事的重點是，我知道有東西在傷害他，他從來不會試圖毀掉我的夜晚，我從未遇過，那沒道理。在發展上，他還沒有清楚表達意圖的能力。那天他在一個熟悉的地方，和他認識、關愛的人在一起，而且一如往常地開心。很顯然地，有事情不稱心。是太多未濾過的雜音嗎？還是誘發頭暈嘔吐的異味？或是太多人、太疲倦？我不知道，而且在那時候並不重要。最重要的事情是，在它變成他對那晚所記得的最後一件事，和他以後對那個地方聯想到的第一件事情前，先中止他的不適。

物理／生理刺激物

• 食物過敏或敏感

這兩個詞有時候可以交換使用，但是它們並不是同一件事。過敏是免疫系統異常敏銳的反應。耐受度（有時候叫做非過敏性高敏感度）是對一種物質像藥一樣的反應，反應的程度因人而異（例如，2顆紅色軟糖豆可能誘發一個孩子激烈反應或攻擊性的行為，但另一個孩子卻能吃一把）。有充分的證據指出，這兩者都能引起孩子攻擊性、鬥毆或喜怒無常的行為。可能引起問題的物質，包括送進嘴裡的

任何東西。常見的有食用色素、防腐劑及其他添加物、奶類、堅果、草莓、柑橘、甲殼類、蛋、小麥、玉米和大豆。

　　為了找出可能影響你孩子行為的物質，要將他一週裡吃的每一樣東西記錄下來，並且注意行為發生的時間。假如你發現，在吃過花生醬三明治的午餐後會產生問題行為這樣的模式，就要考慮從孩子的飲食中刪除小麥或堅果，持續兩週。一次刪除一種物質，但如果它是孩子喜歡的項目，就逐步刪減。不好的行為在食物刪除後減少了嗎？為了驗證結果，把食物少量地加回去，逐漸增加用量，看看是否、和在什麼時候又恢復了那種行為。

• 睡眠障礙

　　慢性疲勞的孩子必定會產生行為上的問題。如果你已經試過一般的策略——安排神聖的睡前儀式、刪除午睡、「嚇走怪物」、避免過度刺激——就考慮一下我們所熟悉的剋星——感覺問題。它可能是：

- 發出聲音的時鐘、暖氣爐或水管系統？因天氣而產生的雜音，像是排水溝的流水聲，樹枝刷過窗戶或屋頂的聲音？
- 使皮膚發癢的床單、毯子或睡衣？新的東西？它們可能感覺起來和聞起來不對勁，尤其是它們取代了孩子原本喜歡的舊用品時。思考一下，「正確」大小的睡衣也許比她穿的要大一號（比較寬鬆）或小一號（舒適貼身），而且舒適睡衣的定義依個人喜好而異，不限於傳統的兩件式睡衣。
- 洗衣產品和洗滌用品的濃烈味道。

　　‧肢體的不安全感？她也許在自己的床上有空間失落感。這時
　　　木乃伊型的睡袋、床邊護欄、帳篷或附有簾子的頂篷或許有
　　　幫助。

‧ 腸胃不適

　　基於一些尚未被完全了解的原因，比起一般性的腸胃問題，自閉症孩子似乎有較高的機率發生更痛苦的腸胃問題。你的孩子也許會透過極端的行為去表達她的痛苦。胃液逆流（胃灼熱）可能導致食道疼痛、睡眠障礙和異常的不適。便祕及其併發症（糞便阻塞、大便失禁）、腹瀉和慢性腸胃脹氣都跟社會和生理因素有關。更嚴重的疾病，像是克隆氏症、潰瘍性結腸炎和腸躁症，都需要持續性的醫療監督。不說話或語言能力不足的孩子，無法說清楚她的不舒服或配合一般的檢驗，這便是許多孩子未能得到診斷的原因。

‧ 營養不足

　　在電腦時代初露曙光的時候，GIGO 掘起，意思是「廢料進，廢品出」。這不僅適用於程式設計師，一個孩子可能吃了許多食物，但假如食物的營養價值低，他的大腦也許會餓著，然後劇烈地影響了他的行為。改善營養的一個方法是，選擇與其原始狀態相近的食物。加工白麵粉和白糖製品、加工肉類、汽水和水果口味的飲料，都是低營養且高脂或高鹽、高糖和高化學物質的產品。假如一天裡在早上就出

現行為劣化的現象,省略早餐可能是問題所在嗎?

就像對付過敏問題一樣,飲食改變要慢慢來,一下子刪除掉你孩子最喜歡的食物,是保證失敗的手段。

・內分泌失調

這也可能包括任何事和每件事:胃酸過多/不足、膽分泌失調、缺乏維生素或礦物質、酵母菌或益生菌不平衡。可能表現於焦慮、憂鬱、侵犯行為、體重波動、睡眠問題、恐懼症和皮膚問題。

・非人為疾病或傷害

耳朵感染、牙齒和牙齦問題、骨折等,都是疼痛到難以忍受的例子,一個語言能力有限的孩子,根本不可能適當地表達出來。

情緒刺激物

・挫折

當孩子的嘗試不能符合你的(或她自己的)期望和目標時,挫折感就產生了。也許她不了解那個期望,或者也許期望太高,難以達成。也許它是可以達成的,但是她不懂為什麼需要達成,或達不達成有什麼關係,也或許她沒有達成它的社交、運動或語言技巧。

我永遠不會忘記多年前聽過的一件事，那是關於一個9歲的過動症女孩做旋轉苦修僧的故事。她的老師提出一項交易，達到一個行為目標就有獎勵。如果女孩可以3個禮拜都「乖乖的」，老師就請她吃甜筒冰淇淋。女孩跟她的治療師說：「她在開玩笑嗎？我連『乖乖的』是什麼意思都不知道。我無法『乖乖的』3小時，更別說3個禮拜。況且，我不喜歡冰淇淋。」

目標：不切實際，無法達成。

目標的具體定義：無。[2]

提供有助於達成目標的指導：無。

獎勵：無關緊要，其價值遠不及所需的努力。

這裡有一個6倍有效的方案：老師和學生 (1)一對一，並且 (2)討論和同意 (3)一個特定的 (4)小範圍的目標 (5)能夠達成又有 (6)足以刺激動機的獎勵。舉例來說，在午休後20分鐘的默讀時間裡（身體放鬆之後的一小段時間，成功的機會最高），學生要努力好好地待在座位上或其他指定的地方（如果站在講臺上、躺在全長的墊子上，或是陷在懶骨頭沙發椅裡，也許比較符合她的感覺需求，而且她或許比較能夠順從）。她會從5分鐘開始，然後逐漸往上增加。成功會讓她

2　給學生的目標是「乖乖的」。一個孩子要怎麼斷定我們所說的「乖」（good）是什麼意思，尤其是它在英文裡是很主觀的字？它是一個形容詞，一個名詞，一個感歎詞，一個副詞。Dictionary.com 引用了 59 個定義和次定義。「乖」是一個隨著地點、關係、情況而變化的移動性目標。它隨著一天裡的時間而改變，也隨著孩子成長而改變。「乖乖的」不是一個可以達成的目標，除非有用孩子所能理解的方式向她詳細說明實現「乖」所需的特定行為。

贏得額外的電腦時間、一張電影票，或其他雙方同意視結果而定、對她來說具吸引力的條件。

　　對於大部分的孩子來說，體會成功能夠帶來正面的衝勁。當她有了成功的經驗，挫折感便會衰退，也不容易爆發胡鬧的行為。

• 失望

　　當孩子不能指望他原本信賴的某個人，或某個預期的事件沒有發生的時候，便產生失望。當計畫或事情有所變化時，一般的孩子也許能夠輕易地適應，但是自閉症孩子很依賴例行事務和熟悉度。適應他一天裡活動方向的突然改變，需要他或許尚未擁有的技巧，而這可能造成的崩潰，或許要花好幾個小時才能恢復。對於不同的人來說，失望只是程度上的差別，你也許要全力以赴地去做全面的了解、接受和對孩子的觀點產生同理心。對你而言，那是例行事務中的起伏；對他而言，卻是情緒平衡上的有害威脅。失望也許是不可預測的：他最喜歡的果汁賣完了；因為修路的關係，平常的上學路線被改道；他的電視節目被插播了實況新聞報導；因為朋友生病，所以取消了原本的遊戲邀約。另外有些情況是可以透過事先設想和計畫而防止的。告訴他，今年度假飯店裡的泳池並沒有跳水台，並且拿飯店的介紹手冊或網站介紹給他看。讓奶奶告訴他，今年的感恩節她會用蘋果派取代南瓜。向他說明，他喜歡的野營顧問卡爾文今年不會回來，在下一期開始前他要認識新人納坦。

• 被粗暴對待

她被同儕、兄弟姐妹或其他大人私底下或透過電子郵件、訊息、貼文、其他媒體、在寫到這裡時我們還想像不到的其他管道攻擊、激怒或嘲笑。無論在你家、學校或任何其他環境裡，只有一種可接受的立場：100% 不可接受。你孩子在這方面的環境有多大的親和性？你的自閉症孩子既沒有老練的語言程度，也沒有敏銳的社交程度去為自己做適當的防衛。崩潰只是開始，緊緊跟著他們的也許是焦慮、憂鬱和慢性疲勞。在這種情況下採取行動去保護你的孩子或學生，是刻不容緩的。

在我孩子上的小學裡，行政和教學人員履行一項政策，他們宣告學校是無霸凌區，會迅速果斷地處理任何程度的不友善事件。我們從未把學校政策視為理所當然，一刻也沒有。在另一間學校，有位母親告訴我一個不同的故事：

不能因為他無法告訴你發生了什麼事，就以為什麼事也沒發生。

> 我的兒子帶著我們正向、持續性的回饋展開他一年級的生涯，但是在同儕每天肢體暴力的對待下，情況迅速惡化。對於我的不斷關切，老師和校長的反應是勸告我不要過於保護孩子，我的兒子需要學習如何照顧自己；這是小孩之間的事情，你不可能一直在那裡解決他們的問題。他需要學習為自己挺身而出，不再當一個小嬰兒，要更專注、更用功、更

留神、更聽話、更努力、更有反應……等等。

每次當我聽到像這樣那麼可恥的描述時，我內心都會粉碎崩解。「這些是孩子之間的事情？」當然，沒錯，如果負責管理的大人繼續放任下去的話。不管欺負者是同儕、兄弟姐妹或大人，如果我們不採取行動，就等於宣告我們選擇讓騷擾肆虐橫行。而且，如果受害者的反應是憤怒或攻擊，我們不能假裝感到驚訝或義憤。

所以我要再次提到：不能因為他無法告訴你發生了什麼事，就以為什麼事也沒發生。大部分的騷擾發生在家長、老師和其他大人聽聞不到的範圍：在公車上、廁所、走廊和操場。教導你的孩子或學生，只要他能夠，就要盡快 1) 適當地提出抗議：「停！我不喜歡。」並且 2) 告訴他信任的大人。然後你要曉得，你必須全天候保持警覺。假如你感覺到什麼蹊蹺，就說出來。

• 感覺不公平

「公平」對自閉症孩子來說是含糊、不精確的字眼之一，很難去理解。自閉症孩子不會用公平或不公平來思考，但是當他無法依規則平衡他的需求時，他會知道自己遇到了麻煩。大人往往認為「公平」的意思是公正、平等、無偏見。家庭規則、學校規則和團隊規則，都同樣地適用於每個兄弟姐妹、學生或團隊隊友。但是自閉症把這塊區域弄得崎嶇不平、坑坑疤疤，所有的事情都不對等。所以我們對「公平」這個議題的思維方式必須有所改變，如下所敘：

「公平」不代表每一件事都平等。

「公平」是每一個人都得到他們所需要的。

大人做壞榜樣

　　我曾經在一名總經理的麾下工作，當他想把責任推到別人頭上時，偶爾會引用些粗俗的比喻。他不喜歡常見的運動用語，像是「把對方打得落花流水」，他比較喜歡用「把對方修理得屎滾尿流」。這種話會在我們腦海中變成鮮明、不愉快的意象，但有時候，那就是要我們注意我們寧可置之不理的事情所造成的後果。

　　真實的寫照可能是無情的，但是，在審視我們孩子的不良行為時，應該從檢視自己開始。《彼得原理：為什麼事情總是出錯》（The Peter Principle: Why Things Always Go Wrong）一書的作者勞倫斯・彼得（Laurence J. Peter）說：「你在憤怒時所說的話，會成為你此生最後悔的言論。」假如你對孩子或學生崩潰的反應是生氣或挫折的話，你所塑造的榜樣正好就是你要他或她去改掉的行為。身為一個大人，你有責任克制自己用同樣的方式作出反應。你要做你自己的行為偵查者，找出是什麼觸動了你的爆發點，然後在你達到爆發點之前中斷那個事件。當你覺得你的情緒調節器上升的時候，最好暫時從當下的狀況抽離出來。告訴你的孩子：「你感到生氣（挫折、不安），我也是。我需要幾分鐘的時間獨處，讓自己靜一靜。我現在要回到我的房間（或到外頭，或上樓），但是我會回來找你，到時我們可以繼續討論。」

要當心的是，我們常常不經意地讓情況變得更糟。

- 我們做出嘲笑的反應——嘲弄或嘲笑某人的痛苦或不幸，會投射出「你活該」的態度。
- 我們有時候會做出不公平、不恰當的比較，像是「你姐姐從來不會這樣」。
- 我們開始不顧一切地爭論，扯出過去的事情：「這就像你上次＿＿＿＿＿＿＿那樣。」
- 我們也許會做沒憑沒據的控訴：「一定是你做的，除了你沒有人會這樣。」
- 我們提高說話的音量和音調，以致於孩子聽到的都是我們的聲調，而不是我們所說的話。（思考一下這個幽默但真實的巧妙反駁：「如果我用法文對你大喊，你的法文就會變得流利嗎？」）
- 我們設下雙重標準，給自閉症孩子用的是不同於同儕或兄弟姐妹的另一套標準。

我們會遇到各種不同的情況，這時，計畫就是關鍵。找個你心情平靜的時間，好好思考你怎麼樣才能將下一次的狀況處理得更好。然後寫下你的計畫，把它放在容易取得的地方，之後定期溫習這個計畫。對著浴室的鏡子做這個計畫的角色扮演，注意你的表情和動作溝通，還有你所說的話。

西元一世紀的羅馬教育學家馬可·奧理略（Marcus Aurelius）

說：「憤怒的結果比其原因可悲多少倍！」偶爾會有家長用信念強硬的態度告訴我說，打孩子是和他們把話講清楚的唯一方法，而且很有用，因為孩子「後來就好了」。我不懂「後來就好了」是什麼意思，因為他們提到的孩子還沒有長大成人，甚至還不是青少年。我聽過一些叫做打屁股、敲打、杖責或體罰的行為，但不管名稱為何，那幾乎都是一種基於各種憤怒而做出的攻擊行為。有時候它發生於失去自我控制的片刻，有時候是基於錯的信念，以為不用費心的指導，用這種方法也能適當地教導孩子的行為。

　　憤怒的肢體反應不能告訴孩子他做錯了什麼，不能教導他該怎麼做或教導他做那件事的所需技能，也不能培養出信任關係中所需的相互尊重和諒解。他反而要面對的是他不可能理解的雙重標準——大人對小孩有攻擊性的行為是沒關係的，但是小孩不能對任何人這樣做。它會導致的最輕微後果是不和諧，最糟糕的結果是，這樣的不和諧會造成不信任與不溝通。我們剛剛才討論過，假如孩子被不信任的大人暴力對待，教導他把這種事情報告出來是很重要的。信任不是孩子對他生命中的威權人物本來就該有的態度，大人必須自己爭取，一旦爭取到了之後，就要一直保持下去。無論你必須採取什麼行動或克制什麼行為，你會希望成為孩子這輩子所信任的大人之一，因為如果你沒有的話，長期下來所造成的可怕後果是，未來他也許不會告訴你有另一個大人（或同儕）用暴力對待他或辱罵他。

　　憤怒是可以傳染的，到最後我們付出的代價是：誤時、耗費精力、破壞信任、自我價值的發展受到阻礙、感覺受到傷害和未達成長期結果。學習用積極主動的自我控制和尊嚴來處理憤怒的情緒，最後

會透過你所樹立的榜樣讓你和孩子擁有更多的自主權。

　　找出惱人行為的因果，是有一個正式名稱的，它叫做「功能性行為評量（FBA）」，這種評量根據特定行為的三個方面來做評估：前因（原因或刺激物）、行為本身，以及結果（行為的結果對孩子造成什麼樣的影響）。「功能性行為評量」可以是在校園環境中，由受過訓練的員工執行的一個正式的評估過程，也可以是一個非正式的評估過程，例如由家長做居家觀察。它背後的基本概念是，一旦經鑑定之後，行為的前因和結果可以透過教導孩子更適當的行為來改變或修正。

　　這個觀念重要到我必須重複一遍：行為的改變，不是在阻止或消除一個不好的行為之後就此停止。孩子的行為不管多討厭或多難理解，它的發生必定有其原因和需要。壓抑一個行為，但沒有找出和對付其根本原因，只會導致另一個要去填補那個需求的行為。

　　學習應付你孩子的崩潰並不容易，不過答案是會等待努力追尋的人的。我發現那個過程很奇妙，我愈能辨別出和重視刺激布萊斯的東西或事情，生活就變得愈平靜。嚇死人的一天七次的崩潰，慢慢減少到一週數次，然後很快地變成偶爾的被動攻擊型回應，最後就完全消失了。後來，每每想到我們多麼漂亮地制服和克服了一個這麼險惡的東西時，我心裡只有滿滿的感激。隨著一年一年的過去，我對那些艱難時光的回憶已逐漸變淡。這是我這一輩子所見過最令人感動的神奇效果之一。

章末討論與省思

- 你曾經試過壓抑你孩子或學生的某種特殊行為，但沒有去辨別或處理其源頭嗎？結果是什麼？

- 描述一項你想改變的（你自己的）行為。是基於什麼樣的需求？你曾經試過消除那種行為嗎？你因此做了什麼？那有效嗎？把這件事情和你對改變你孩子或學生的行為所做的努力聯繫起來。

- 身體或生理因素可能如何刺激你孩子或學生的行為？你能採取什麼方法去查明？

- 在彼此尊重方面，你會實施哪些家庭或教室規範？大人和小孩的標準有差別嗎？為什麼？

- 為你希望孩子或學生所表現出的行為樹立一個榜樣，這件事有多重要？

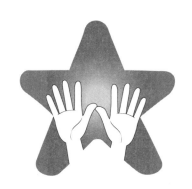

第 10 章

愛我不要有「如果」

當我聽到像是「要是你會……的話」，和「為什麼你不能……？」之類的話時，我會覺得你已經對我感到失望了。然後我會納悶：你有做到你的爸媽和老師期望你去做的每一件事情嗎？我敢說你沒有，而且我敢說，你才不想一直被這樣提醒。

自閉症不是我的選擇。記住，它發生在我的身上，而不是你。我會想很多關於長大的事、我想成為的人，和我想做的事。沒有你的幫助，我會害怕得不知所措，然後也許永遠不會去做那些事情。

我需要你做我的後盾、我的保衛者、我的引導者。你能

愛著原原本本的我，而沒有任何「如果」或「但是」嗎？然後讓我們拭目以待，看我能夠走多遠！

「天堂與凡俗之間的差異，並不在於高度，而在於態度。」

這句話出自於小肯・凱耶斯（Ken Keys, Jr.）的《無條件的愛的力量》（The Power of Unconditional Love），它形成了我在養育自閉症孩子方面所相信的一切中心觀點，而它出自於一個每天都生活在那種差異中的人。小兒麻痺症讓凱耶斯在生命的最後 50 年裡都坐在輪椅上，所以他知道一點關於肢體障礙者的生活。那並沒有阻止他寫出15 本關於有愛的人生、找出你已經擁有的幸福，以及將眼光眺向前方。他極力主張，無條件的愛是立基於一種二元性之上，它最主要的意含是，為了能夠愛別人，我們就必須愛自己，「接受我們自己所有的部分」。你能為孩子樹立什麼更好的榜樣？

無條件的愛不能有「如果」或「但是」的附帶條件，它雖神奇，但卻是我們可以達成的目標。毫無疑問，養育不尋常孩子的考驗可能是令人難以相信的辛苦，霜風雨雪、心如刀割、備嘗艱辛。克服和堅定地推開我們自己的恐懼、失望、期望和失去的夢想，也許看起來就像是巨人到不可思議的任務。你孩子的限度變成你的——有些地方你不能帶他去，有些社交環境他無法應付，有些人他無法產生交集，有些食物他不能吃。沒錯，項目可能列也列不完。但是，向別人宣告這兩個男孩是我的孩子，和無條件地愛他們，一直是我珍視的殊榮。而我所學到的重大課題是，無時無刻把那樣的愛保持得不偏不倚，可能是件多費神的事。

承認你害怕、感覺被騙、難過、疲憊不堪，是需要勇氣的。你想走出那個小框框，但是不知道如何著手。方法在這裡：知道你可以做

得到，你已經具備這樣的條件。

剛開始思考由於自閉症夾在我們中間，布萊斯的人生和我家人的生活會變成怎樣時，我無法否認事情可能會變得更糟糕，因為在我周遭都是一堆際遇不順遂的人。我的密友失去他們鍾愛的2歲女兒（死於心臟病），那是遠比我們家遇到的自閉症更錐心斷腸的劫難。它突顯了我們所擁有的希望是多麼的無價，羅勃特‧路易斯‧史蒂文森（Robert Louis stevenson）在1881年寫道：「比到達目的地更好的事情，便是在過程中懷抱希望。」

我從布萊斯身上學到，幸福不來自於得到你想要的，而來自於想要你已經擁有的。這是我這輩子得到最好的禮物。曾經有位朋友問我，你是怎麼走到那裡的？你認為你成功的祕訣是什麼？

沒有祕訣，那只不過是：不悲不怨地接受你的狀況，就像玩牌的時候，不管你抽到什麼牌，都要保持風度和樂觀。悲怨可以是你最可怕的敵人，你或許要在日常生活中練習克服它。我們有些人做得到，有些做不到。

在第3章裡我提到有位家長宣稱，自閉症讓他無法和兒子建立起親子關係，他知道兒子最後會被關進牢裡。我花了整個下午的時間和這個人溝通，勸說、懇求他，乞求他了解自己正在設下一道自我應驗的預言。難道他不能先踏出一小步，想像他好鬥但聰慧的孩子可能有一個不同的結果——十分鐘的地板時間，每個月到學校一次，找出他們倆都喜歡的餐廳？我認為他愛他的孩子，但是對於那個孩子，無疑地，那樣的愛有條件，而且視行為情況而定，即使他的不聽話是有官能上的原因的。最後，他們兩個都是輸家。問題不在於自閉症，陷在

悲怨之中才是真正的悲劇。

幾年前我看到一個5歲自閉症孩子的媽媽寫的短文，她是一位行為治療師，她設立了一間自閉症中心，為客戶家庭計畫、家庭援助和訓練等等提供諮詢服務。我心想，

自閉症降臨在一個孩子身上所能帶來的最大悲劇，就是他周遭都是一堆認為自閉症是悲劇的大人。

哇，這是什麼好日子，直到下一句像根針一樣刺破了我的氣球。一位當地的業主站出來捐助這個前景看好的新事業，他說：「我們想幫忙，自閉症是家庭悲劇。」

不用說，我們十分感激當地團體在經濟和情感上的支持。但是我只能用最強烈的語氣說：你看到什麼，你就得到什麼。自閉症是家庭悲劇，這只發生在你讓他它成真的時候。自閉症降臨在一個孩子身上所能帶來的最大悲劇，就是他周遭都是一堆認為自閉症是悲劇的大人。

試著想像你自己在你孩子或學生的世界裡，遭受持續不斷的感覺侵害，四周旋繞著聽不懂的語言，還有一堆沒耐心和不理會他的「正常」人。你所面對的正是我多年前面對的問題。如果我沒有嚥下自己的苦惱，並且為我的孩子挺身而出，還有誰會那麼做？而且此時不做，更待何時？

你敢想像，若是有一天你走了，你孩子長大成人之後的生活是什麼樣子？這些年來自閉症孩子的家長讓我知道，毋庸置疑，這是最令他們害怕的問題。這是一個嚴酷的問題，它讓我在生命中無時無刻不朝著目標前進。一個語言能力受限、不懂法律和執法、銀行體系、大

眾運輸，以及工作時要注意的守時、基本禮儀、尊重的溝通、團體動力學的大人，將要降臨在他身上的，會是什麼樣的生活。缺乏最起碼的人際關係、工作能力、消遣或嗜好，生活品質能夠好到什麼程度？我們假定，大部分的孩子長大後，這些東西會是他們成年生活中的一部分。然而對於自閉症孩子來說，這樣的未來雖然可能存在，但是如果沒有大人百分之百的合作性干預，如果大人不去了解每個人都有機會成就各種事情，和對自己感到快樂是每個孩子與生俱來的權利，那麼便不可能。透過無條件的愛，我們才能教導自己的孩子有能力和對他們的自閉症感到坦然，不用一味仿傚所謂的正常孩子。

當家長知道自己的孩子患有自閉症時，往往會身不由己地否認、憤怒和自憐，基於某種不可理解的原因，我很幸運能夠沉著地繞過這些情緒。這不是一種超能力，我也不是超人媽媽，我只是對一回又一回的憂愁和自我懷疑一再忍耐，不過我仍然有我所謂的心如刀割的時候──有時我會覺得，全世界似乎都想讓你知道你的孩子與眾不同、異與常人。那往往是無意的傷害，因為主流人口用主流的方式處理他們的事情，而那並不，或無法包括你的孩子。但有些時候遇到的是蓄意的刁難──孩子惡毒的批評、除了自己每個人都被邀請的生日派對，以及在校車上所遭遇的冷漠態度。然後當他開始猜想到自己與眾不同時，他就來問你了。從前的時候我想，假如心如刀割的時刻我忍受得夠久，我會發展出疤痕組織或是對它們一笑置之的能力，但是我還沒到那種程度。隨著我兩個兒子成長得愈來愈成熟、獨立和文質彬彬，那些時刻變得愈來愈少、愈來愈短，和愈來愈遠。它們影響我的力量，隨著時間而減弱。

無條件的愛布萊斯所帶來的和平，有時看起來會像是減少了一些機會。身為一個幼兒，他似乎不想要一般的友誼、玩家家酒，對常見的課後活動——像是足球或合唱——不感興趣。他無法忍受禮堂或體育館裡的大型表演或體育賽事，旅遊活動必須經過精心安排。奇怪的是，我不能說我想念那些事情，因為他是一個快樂的孩子，在獨處的時候看起來很自在。但我仍然會反覆思量，並且有許多疑問。

我孩子們上中學的時候到了，一天早上我坐在心理醫師的辦公室裡，又在為我兒子的社交發展而發愁，那件事就像曲流一樣遍地蜿蜒，卻不曾流入已建好的水道裡。在這次的面談中，給了切實可行的建議之後，醫師又給我一個難忘的忠告：「還有，記住：所有的孩子，所有的人，都會在適當的時機有所表現。也許現在不是時候，但他的時機終會到來。」

我們給布萊斯時間和空間去做，那些時機的確到來了。他在社交、學業和娛樂方面的成就在適當的時候到來——依照他的時間。也許比一般人的時間表晚了幾年，但是他就像許多孩子、青少年和成年人一樣成功地達成了。此外，神奇的是，在他達成的那一刻，我們往往忘記他以前是不會的。

在布萊斯兒時的每一天我都會告訴他，他是個有趣和奇妙的人，我是世界上最幸運的媽咪。剛開始的時候，我是因為自己相信才那麼說，但是隨著時間的流逝，不可思議的事情發生了，它變成了事實。我開始積極地尋找跟他有關的事情來說明。我告訴他，他能夠輕鬆地和別人分享樂事和好處，我感到多麼驕傲；他用功的態度令我多麼讚賞；當他指出電影裡細微的細節並且與他的真實生活聯繫在一起時，

我有多麼開心；因為他從不說謊，所以我多麼信任他；以及他多麼懂得用健康的食物、衛生和睡眠習慣來照顧自己。最後，那變成他自我形象的一部分和組成。而且因為他相信這一切，所以他能長成沉著、自信、有同理心和工作倫理的年輕人。

把它想成一種正面的洗腦。你愈能清楚說出你孩子的優點和天分，你們就會變得愈來愈相信它。

如果你能達到你相信、接受和實踐真正無條件的愛的境界，你會發現自己為了孩子的利益而充滿了主導的能量。沒有這種能量，你就像賽跑時鞋子裡掉進了惱人的小石子一樣，那可能是一雙幾百美元的鞋子，但是小石子會讓你將注意力放在令你痛得不得了的傷口上，而忽略了前方的路程或周遭美麗的事物。這是一個簡單的選擇：任憑那個刺激物作祟，直到它使你變成跛子，或是去除它，然後奔向終點。你的全力以赴就像賽跑時的順風一樣，你孩子的時機終將到來。

21世紀的迅速晉升之道、創紀錄的步伐、最佳速度和即時滿足文化並不是你孩子伸手可及的東西。他或她將你召喚到人跡罕至的路上，這條道路如詩人佛洛斯特（Frost）所說「風景同樣美麗，幽靜也許更勝一籌」。它也許幽靜更甚，因為在本書的結尾我們又回到原點，也就是我們開始的地方：你或他都不知道他的成就能達到什麼樣的程度。我們看不到路的盡頭，不只是因為它充滿了陡坡、泥潭、下坡和曲折，也因為它根本沒有終點。一路上你要懷著鼓舞、振奮的想法，或是疲憊、厭煩的態度，全在於你的選擇。亨利·福特的成功特別出類拔萃，因為他要找的人是「永遠不知『做不到』為何物者」。

最後我想送給你約書亞·李伯曼（Joshua Liebman）在《家長的

戒律》（A Parent's Commandments）中一段充滿智慧的話。我的家庭
在孩子們出生不久後的命名儀式中力行這些指導方針，在那個歡樂的
場合裡每件事情對他們來說似乎都有可能。我們當時絕對想像不到這
些話是多麼有先見之明：

> 給你的孩子無條件的愛，這樣的愛
> 不取決於成績單、操行分數或是
> 受歡迎度。

> 讓他知曉你全心全意地
> 接受他，接受他的缺點，也接受
> 他的能力和優點。

> 教他懂得真理；讓他知道
> 自己是世界的公民，這世上
> 有許多艱難險阻，也有許多能夠實現的成就。

> 允許你的孩子好好長大
> 讓他自立自強，不依賴你。

> 這些就是尊重你孩子的法則。

為了你的孩子，請和我一起做。
你走在人跡罕至的道路上，沿途的一切都會不一樣。

章末討論與省思

- 「無條件的愛」對你而言的意義是什麼？

- 你能夠無條件地愛你的孩子或學生嗎？

- 你現在或曾經將你孩子的自閉症視為悲劇嗎？你的想法可曾隨著時間而改變？如何改變？為什麼或為什麼不？

- 你會如何表露接受直系親屬間的差異？

- 作者指出，在應付自閉症孩子的問題上沒有「盡頭」。你對這個觀點有什麼看法？

10件事的總結：
選擇的力量

A. 不知所措

B. 無力感

C. 崩潰

D. 害怕

E. 以上皆是

這些令人產生情境聯想的詞彙，正好說明了當孩子剛被診斷出自閉症時，家長們所產生的第一個情緒反應。也難怪，畢竟我們面臨的是多不勝數的決定，和在每個決定上令人極其困惑的選擇，而我們對那些題材既不熟悉，又感到緊張不安。隨著時間的流逝，我們發現做選擇永遠

我們害怕做錯選擇，它就像是永無止境的選擇題測驗。

沒有結束的時候。我們的孩子會長大、成熟，以前有用的決定和解決方案會失效，當他們面臨新的考驗時，我們需要找出或創造新的替代方案。

我們發現那些選擇是能夠振奮士氣——或是令人氣餒的？鮮少有自閉症孩子的家長不曾有過（至少一次）陷入不是太多選擇就是沒有選擇兩種極端的感覺。這種令人不安的二分法導致同樣的需求——一

種能讓我們感到自在的選擇方式。雖然我們在理智上都知道世界上沒有完美的父母，失策也是難免的，但是我們也許覺得就是不能犯錯，因為要承擔的風險太大。我們害怕做出錯誤的決定。

那就像是永無止境的選擇題測驗。

在引導兩個泛自閉症兒子進入成年時期後，我異想天開地想嘗試將我多年來所面臨的選擇——我所考慮過的無數選擇——算出一個大約的數字。1 的後面有幾個零？要寫出這個數字需要用掉幾哩長的紙？我做出那些決定的方法千變萬化——有的憑直覺，有的經過仔細推敲，有的憑運氣。有時很興奮，有時很鬱悶，有時咬牙切齒，有時戰戰兢兢地懷抱希望。其中有一些從每方面來看都很不錯，是我認為在我一生當中最好的幾個決定。

我們必須做的大量選擇，可能真的令人產生無力感。隨著孩子得到診斷，我們進入了治療、醫療、教育干預、飲食考量和居家環境改造的世界，那種感覺也許像遭受轟炸一樣。我們想閱讀每種資訊、跟每個人講話、嘗試每件事情。我們想立刻奮起加速，但是連什麼樣的速度或哪一個方向是正確的都不知道。

布萊斯被診斷出自閉症的第一年，我想試著吸收所有我需要知道關於感覺統合、語言處理、言語模仿、精細動作發展、社交處理、動作執行能力、食物排除療法等等的那股急迫感，記憶猶新。我到學前班、幼稚園和小學，開過無數個我覺得像是白雪公主與七矮人的討論會，我曲著身體把自己塞入小小的椅子裡，在小桌子的另一邊是一群專業人員，他們每個人手上都掌握了我孩子發展（即未來）的一部分。特教專家、一般教育老師、職能治療師、語言治療師、適應體育

專家、心理學家、地方自閉症專家。他們每個人都依據自己的知識和專長帶來一些圖表、數字、意見和觀點。

　　我對他們為我孩子提供的大量資源感激不盡！但是在我最疲憊和無力的時候，我會想，這對他們來說有多簡單，每一個人只要專注於他們受過高度訓練的一個領域，一天幾小時，一年裡一段一段的日子。而坐在對面的我，在桌子底下被弄得刮傷、瘀青的不只是我的膝蓋，還有我的自信，我盡力讓自己即刻進入狀況，在所有的七個領域中（更別說我還不知道的那些領域）變得熟悉、精通。我需要有能力回頭問一些問題，讓我對布萊斯的大好前景在每一天的任何時候做出最佳評估。在每一個看似無限的領域裡，布萊斯的自閉症影響著他的發展，如果我要做出可能的最佳決定，我必須要有能力看出我們可以選擇的最大範圍。我大兒子的注意力不足過動症所呈現的是一套截然不同的考驗，在桌子對面坐的是另一組不同的人馬，但是在做出切實可靠的決定上，我要花費的心力一點也不少。

　　隨著我孩子的成長，小椅子變成了初中和高中的較大版本，但是做決定的速度和廣度仍然沒有提升。隨著每個孩子愈接近成年，它變得更複雜，風險也變得愈高。所有我幫他們做的決定，每過一年，就有一部分往他們的方向撥過去。他們愈成熟，承擔更多做決定的責任、學習清楚表明他們的需求和辨別相關的選擇，就變得愈重要。具備這樣的能力和成為一個有效能的自我倡權者，他們在長大後才可能成為成功的人。只有我知道怎麼去辨識和分析選擇是不夠的，我還必須教我的孩子這麼做，並且用他們能夠了解的方法，增加他們的熟練度。

　　逃跑，或是戰鬥？有些家長在面對（或逃避）這些排山倒海而來的選擇時，會尋找最近的逃離路徑，而且輕而易舉。關於他們孩子的教育和健康上的許多決定，他們選擇讓其他人來做。在缺乏家長的投入時，學校人員為孩子所做的決定會依據許多因素，有些會真誠地付出，為孩子的最佳利益著想，而有些會以方便或成本效益為主要動機。家長可以選擇毫不懷疑地接受老師、治療師和臨床醫師的建議，不管那些建議是精確地適合孩子個人的需要，還是普遍性的訓練和治療（「我們為所有的自閉症孩子都這麼做」）。

　　但是我遇過的大部分家長和監護人都捨棄逃避而選擇戰鬥，他們走上前去承擔責任，並且率先做了這些選擇。他們承認，在他們孩子一生當中不斷變化的專業陣容裡，家長／監護人是永遠不會改變的。老師每年替換，醫生和治療師會變換，照護者、諮商師和教練也是來來去去。最後家長／監護人要承擔起資訊中心的角色，確保聚集起來的知識和智慧，以及我們為孩子做過的所有選擇，都會確實地交棒給下一組人馬，他們會塑造出我們下一輪必須做的選擇。我們常常聽到一種比喻，說對自閉症孩子的養育是一場漫長的馬拉松，而不是短跑衝刺。多年來我也一直把那種比喻用在我身上，直到我開始把它視為長程接力賽。我的姪子兩種賽事都跑過，他是這麼形容的：

　　在馬拉松裡，你會保持舒適的節奏，然後它在幾個小時後就結束了。比賽的前一晚和當晚，你睡在舒服的床上。而在一場兩百哩的接力賽中，選手只能在箱形車裡、體育館的地板上或公園的樹下隨便睡一、兩個小時。那是幾小時的克難旅行，接著幾小時等待你的隊友到達你要接棒的下個定點。

你在接力賽裡要跑得比馬拉松快。你在黑暗中跑在不熟悉的道路上，只靠著頭燈照亮前方。團隊裡的各個成員在各種時候吵著錢的事情，和誰要負責把什麼資源帶進來。有些隊友只想到自己，強調自己的貢獻，毫不考慮這對團隊裡的其他人有什麼影響。在比賽期間，意料之外的繞道使這些成員被迫跑比預期中更長的路，才能完成他們那一段賽程。

聽起來很熟悉吧？比起馬拉松，養育自閉症孩子的工作更像是長程接力賽。我們依然是隊長，但是我們每年把孩子交給新的老師們，而且一路上我們把象徵性的權杖交接給新的臨床醫生、新的照護者。

旅程中不斷變化的動力代表著選擇——從擺錘的樞軸點懸垂而下的重量——擺盪的弧度可能從感覺振奮到由於永遠做不完的選擇而覺得被擊敗。有時候我們看不見森林，或樹群。

「我別無選擇。」

當我聽到別的家長這麼說的時候，通常帶著洩氣的口吻，還摻雜著憂愁、恐懼和憤怒。我剛用這個詞做了網路搜尋，然後得到 23,000,000 個結果。它包含了大量的苦惱、絕望和鬱悶。這種態度可能使我們陷入困境，我們覺得自己別無選擇，只能採取行動反抗學校、離開配偶／夥伴、與家人斷絕往來，或求助於醫療。或者我們就是不採取任何行動，因為我們覺得自己沒有其他選擇。（「什麼也不做」是一種選擇，有時也許甚至是一個健全的選擇。）

別無選擇的感覺可能是選擇太多所造成的動彈不得。當我用網路搜尋「我一定有選擇」時，我得到 62,000 個結果，跟「別無選擇的」相比只是九牛一毛。

當我們說自己別無選擇的時候，我們大部分時候的意思是，我們沒有喜歡的選擇，沒有吸引人或令人動心的選擇，沒有可接受或切合實際的選擇。或者是我們被所有我們原本能夠辨識的選擇弄得精疲力竭。

但是我們不屑一顧的選擇，也是選擇。這裡有一個例子。自閉症孩子的家長常遇到別無選擇的難題是，有些親戚（選擇）不去了解自閉症對孩子的影響。他們往往帶著尖酸的批評，對感覺障礙顯得很沒耐心，拒絕修改溝通的方法或是不考慮和尊重孩子的需求。一位家長告訴我：「我們有些親戚，每次在我兒子身旁時就會擊潰他的自尊。我唯一的選擇就是讓他們悄悄地走出我們的生活。」

真正讓我們別無選擇的情況並不多。

這位家長的選擇是可以理解的，有正當理由，甚至合乎邏輯。但是那顯然不是唯一的選擇，她／他也可以選擇：

- 強悍地對抗那些親戚。「你拒絕接受自閉症對班的影響，那對他來說是一種傷害，所以我們不會再讓你和他有進一步的接觸。」
- 堅決但平靜地對抗那些親戚：「我肯定你愛班，但是我不認為你了解你對他的不斷批評傷害了他。直到你能夠重視自閉症對班所造成的影響之前，為了他著想，他最好不要在有你出現的地方。」
- 繼續參加家族聚會，並且分別對抗每個狀況。「這是你在 15 分鐘內第二次因為班無法控制的事情而批評他，如果你再這麼

做，我們會馬上離開。」

- 採取消極攻擊法，斷絕往來，不用解釋或溝通。
- 要求一位有同理心的親戚去干預那些冒犯人的親戚。
- 要求親戚參加家族諮商。
- 要求親戚從專業人士那兒取得自閉症相關資訊，像是醫生、老師或治療師。
- 要求那些親戚提出解決方案。「我不能讓你繼續譏諷班，你願意採取什麼方法去改善現狀？」

只要一點點的腦力激盪，「唯一選擇」會變成「許多選擇」。真正讓我們別無選擇的情況並不多。

作家兼作曲家羅勃·弗利慈（Robert Fritz）警告我們：「如果你把自己的選擇只限制在看起來可能或合理的項目，你會切斷自己與你真正想要之物的聯繫，剩下的就只有妥協。」我們害怕做出錯誤的決定，這種恐懼往往在我們心頭堆上一層暴風雲，威脅到我們的安康，將我們遺棄在絕望的泥沼中。當我們不喜歡一些選擇的時候，就「一竿子打翻一船的選擇」。當然，真的也會有所有的選擇都很糟的時候，但是學習去辨識在任何情況中的全部選擇，能夠建立起我們的信心，讓我們知道自己是能夠做出正確選擇的，即使是硬著頭皮從候選名單中做出選擇。

持續評估和選擇的能力，使我們可以對自己的人生做最根本的掌控。當我們了解大部分的選擇並非不可改變的時候，我們便不再過於害怕做出錯誤的決定。我們利用當下的資源做出我們可以做的最佳選

擇，當下是一直在改變的，而我們的許多選擇也是。由於這個緣故，我們可以很放心，不管當下要做的決定有多困難，今天的一切不必和明天一樣。

還有什麼想法會比這個更鼓舞人心呢？

我孩子的自閉症和注意力不足過動症，讓他們大腦的學習力有別於所謂的一般孩子。在大多數情況下，我們喜歡學校裡友好和富有成效的關係，但是有一個主題幾乎總是例外——測驗。我很反對寫得很糟的試題，它們對我的自閉症孩子來說簡直是外國話。我注意到那些試題裡的含糊用字超過了這個年級的程度、被混淆的事實，和不相關的描述有多麼像謎語般使人困惑，於是我把它們丟回學校。一位認同我的特教老師火冒三丈地說：「正好戳到了我學生的每一個弱點。」「測驗」變成我們家最不受歡迎的兩個字和不敬的言語。

所以，把我對選擇的力量的看法用……測驗準備報告的形式具體呈現出來，是諷刺還是巧合的意外？在布萊斯大學二年級的一個宜人日子裡，一位講師發下一張列了通過選擇題測驗的訣竅和策略。我馬馬虎虎看了一眼，然後立刻想到相似之處：養育自閉症孩子，就像參加一場永無止境的選擇題測驗一樣。

瀏覽著我兒子的選擇題指南，令我想到在我孩子漫長的發展探索過程中我一路走來的歷程，於是我領悟到，大部分的應試策略和技巧就是我的一種生活方式。我發展出在任何情況下辨別出範圍廣闊的選擇，以及知道可能還有更多選擇可以考慮的心理彈性。有了B計畫，還要準備好C和D計畫，已經成為我的第二天性。結果是，我很少陷入或卡在惱人或麻煩的情況中。

這就是選擇的力量——辨識出機會的完整多元性，加上強大的選擇能力。以下就是那些終極力量工具，既簡單又不受時間影響，永遠充足，任你採用。

1. 了解本質

意思是知道你孩子和她的特定需求及優點，你才能駁斥「每個人都這樣」的說法。它也代表著了解和尊重你自己的風險容忍度，以及什麼樣的步伐最適合你處理認知和情緒資訊。

2. 在整體概況內的架構選擇

我們所做的每一件事，面臨的每一個選擇，不只發生在當下的環境裡，也發生在整體概況之中。應用「有關係嗎？」檢驗，能夠大幅降低你的選擇負荷，因為一時之間面對驚人的數量，一般人對「有關係嗎？」的直接反應是否定的。

3. 看清論題

別急著幫一個也許不存在的問題尋找解決方式。舉例來說，讓一個自閉症孩子吃沒有具體指示的限制飲食，那麼它也許只是用來減少孩子可接受的食物數量，並沒有任何特殊益處。

4. 界定選擇的最大範圍

要知道，即使當你覺得選擇已經用盡的時候，也許還有更多的選

擇。向你信任的人取得協助，請他們和你一起腦力激盪。只要在可能和適當的時候，就讓你的孩子加入討論。即便是小孩子的意見，也可能是很精確的。

5. 應用常識

有人說，常識在今日並不普遍。我們別忘了，就像許多重要的思維技巧一樣，常識並不是你與生俱來的東西，而是你透過你和別人經驗的累積所學習到的東西。那是一種對於大大小小的事件，透過觀察、感知、深思、評估和認知的神奇力量，去了解和做出健全決定的能力。只要願意鍛鍊，任何人都可以無限制地取得這種能力，而且它會是你做決定的貯藏庫裡最強大的工具之一。

6. 用是非題來重塑選擇

用是非題來重新建構你的選擇，也許就能揭露答案。舉例：「XYZ療法對自閉症孩子一直都有效」。（或是類似的：「XYZ療法對自閉症孩子最有用」。）重新建構：「是非題：XYZ療法會讓我的孩子蒙受其益」。

7. 當心「絕對」

「一定」和「絕不」是很少使用的偏激詞彙。唯一的例外是用來否定「一定」或「絕不」。要慎思。

8. 利用排除法

在各種情況中保留選擇的餘地。對家庭預算、規畫、空間造成額外負擔的活動、治療或療法，或是無法再持續下去的耐心。盡量客觀地評估，這類選擇的預期效益是否切合實際或是值得。

9. 做有根據的猜測

有時候你必須「接受考試」——在你做過研究前先做決定。把你所擁有的資源和資訊聚集起來，並且運用你在那個時候已經學到的東西（列出優缺點清單也許有幫助），把你已知的納入你自己的能力、優勢和限度，然後考量哪些選擇符合常識的標準。

10. 忽略錯誤選項

這包括恐慌製造或恐嚇策略、小樣本的「調查」和「研究」、以「大家都這麼做」為由而要你參與不利於你孩子的活動或事件的壓力、妨礙或破壞你為孩子設下的目標的人、在你聽來像是江湖郎中推銷的「必備」裝置或療法。為了盡量減少錯誤選項，要築起界線和專注於手邊的任務。按優先順序排列目標，保留你達到那些有系統的目標所需的素材。讓自己遠離那些不懷好意的人和環境。

11. 「尋找古怪的方法」

我第一次看到時嚇到了，因為我不認為我們的孩子是怪人。但若是從廣義的角度來看，就能得到寶貴的見解：被忽略或不適用於大部

分家庭的奇特解決方式，也許正是對你最有用的解答。

12. 調節你自己的步伐

設下層次愈來愈高、可以達成的目標，並且依照優先順序排列，以免負荷過重或重疊。學習：多聽少說，什麼時候該說不、以及怎麼說，什麼時候該放慢腳步。在設定時程上要合乎實際；給自己心理建設，假設每一件事所花的時間都比你設想的還要多。

13. 相信你的直覺

我所收到關於養育孩子的第一個建議，是最經得起時間考驗的其中之一。我的小兒科醫生告訴我：「家長必須做的任何事情，每一個都有100種方法可用。但是在你看來可行的只有30種，你會考慮嘗試的也許只有10種，然後你真的去嘗試的可能只有3種。假如你很幸運，其中一種會有用。最重要的是——相信你的直覺，你實際上知道的，比你自以為知道的還多。」

14. 盡力而為

幾年前有人勸我不要叫孩子「盡力而為」，因為「盡力」是無法測量的，所以會造成孩子的焦慮不安。對我來說，那是本末倒置的事情。你盡力而為，然後也教你的孩子這麼做。這句話意味著了解你自己，並且建立自信，以可接受的方式盡最大努力。它也代表著，你知道盡你所能並不是一種絕對的狀態，它可以、它會、它應該隨著時間、情況而改變。

所以，這些就是賦予你力量的工具。擁有這些技巧最好的事情之一是什麼？答案是，它們是可轉移的。一旦你學會了之後，你可以把它們灌輸給你的孩子。它最可貴之處是能夠賦予你孩子評估的能力，去評估在自立自強上她或許能夠達到的最高程度的每一個機會，去享受每一個人都應該擁有的豐碩、精采的成人生活。

在成年之前的漫長路途中，說不定你的孩子就學會了運用這些生活技能去通過一些困難的選擇題。

章末討論與省思

- 害怕做出錯誤的選擇，對你做決定的影響有多深？

- 在你生活中的哪些方面，你曾經有意或無意間讓別人（老師、治療師、親戚等）為你的自閉症孩子做了關於健康、教育和福祉的選擇？舉出你想要改變的一個方面，並且腦力激盪出你可以造成這種改變的兩件事。

- 舉出一個你覺得你對於孩子沒有選擇的情況。在閱讀過本章之後，你能夠指出你那時也許可以有的其他選擇嗎（只是當時沒意識到）？

- 作者所提出來關於做決定的 14 項策略（強效工具），其中哪一項最能得到你的共鳴？哪一項看起來最困難？為什麼？

169

進一步的問題：在讀完本書以後

在閱讀本書之前，你對你的自閉症孩子或學生有些什麼期望？本書有任何地方改變了你的期望嗎？怎麼改變？有任何東西強化了你現有的想法嗎？

_____

_____

_____

在閱讀本書之前，你對自閉症的一般看法是什麼？本書有任何地方改變了你的看法嗎？怎麼改變？有任何東西強化了你現有的想法嗎？

_____

_____

_____

如果你要把這本書拿給一位朋友或同事，你最想傳達的重點是什麼？

_____

_____

_____

在你讀了這本書之後，你的孩子或學生的人生會有所不同嗎？你的會嗎？

_____

_____

_____

後記

高中畢業後不久，布萊斯有了新的座右銘。「全體成長」成為他對在他和他周遭的人（不論遠近）的生活中所發生的變化常用的評論。當你的孩子尚年幼，而且考驗還很多的時候，想像他成年後的樣子似乎太遙遠。但是事情就是發生得這麼快，孩提時期的天真和青春期矛盾的社會情緒，根本是兩種截然不同的情況。你的孩子愈大，她就愈需要靠自己引導自己的生活，她自我倡權的能力也愈加重要。她在成年期的成功，要取決於她是否能夠描述自閉症的許多方面影響她學習、溝通和社交的能力；是否能夠為所需要的幫助提出請求；以及是否能夠在任何情況下評估她的選擇和明智地選擇。

除非發生無法想像的大災難，不然你的自閉症孩子將會成長為成年人，他為自己做決定的責任也會日益加重。從法律的角度（美國法律）出發，當時鐘在他18歲生日的凌晨敲響鐘聲時，這就會發生了。許多服務謝幕消失，他會具有許多合法的權利（和責任），用不著你的認同、允許或同意，你的孩子就可以投票、結婚、簽契約、從軍。他要遵守成年人的法律和執法，他可以買香菸和情色書刊，同意或拒絕醫療服務。沒有他的書面允許，你甚至不再能夠和醫生討論他的健康狀況。這並不是說你不會在你孩子的生命中繼續扮演重要的角色，給予他建議、指導和支持。而是你管理他生活事件的權力，將會大幅萎縮。

從你孩子出生的第一天起，你就要為他準備一個豐碩、自立自強的成年人生。由於他明日的生活品質取決於每一個今天，所以你每天會遇到的問題是，你的孩子會怎麼走入18歲——已經準備好了（或

至少已經在準備），還是未脫稚氣，對於他終究會遇到的問題，缺乏做決定的技巧和能力？

引導你的自閉症孩子走向成年期的過程，充滿了許多難以辨別的細節。這不只受到你所做的審慎選擇和你所採取的行動影響，也受到你並未採取或沒有仔細考慮的行動、你說了或不說的事情、你抱持的見解、你表現出來的態度、有意或無意等等的影響。所以在你的孩子脫離孩提時期之前，我這個自閉症孩子的母親，還有一件事想讓你知道。

從你孩子出生的第一天起，你就要為他準備一個豐碩、自立自強的成年人生。

你的孩子或學生，會成為你觀點的倒影，也會成為那些教過及指導過他的人的觀點的倒影，你的選擇以及教導他多麼有效地自己做出健全的決定，會因此塑造了他。「無論你認為自己能夠，或你認為自己不能，你都可能是對的。」這裡又要再次引用亨利·福特的話，它對你的孩子來說，正如對你來說一樣，就是一個簡單的真理：是選擇在引導著我們掌舵的手，而不是機會。

觀點是態度、意圖、同理心和資訊的混合物──反之亦然。無論是有意或無意的，你對孩子、他的自閉症、他的未來，和你在他的人生中所扮演的角色所形成的觀點，都會影響到你的言行，並創造出一個稜鏡，透過它向世界呈現你的孩子和你自己。

馬可·奧理略說：「你的人生是由你的思維創造出來的。」在此我要將它擴充為：你孩子的人生是由你的思維創造出來的。比起任何治療、飲食法或療法，我們對孩子的自閉症的看法，對他能學習成

長、茁壯到什麼程度和成為一個快樂的人，有最重大的影響力。如果我們不能將自己的自閉症孩子視為家庭、校園或社會中本來就是有能力、有趣、珍貴的一分子的話，不管我們給他多少教育或治療，都不再有意義。

> 如果我們不能將自己的自閉症孩子視為本來就是有能力、有趣的一分子的話，不管我們給他多少教育或治療，都不再有意義。

我們的孩子仰賴我們在自己和別人身上創造一個能夠行得通，而非形成阻力的觀點。我們是可以選擇的。孔子說：「不尊重他人，人與禽獸有什麼不同？（不敬，何以別乎？）」我們希望在自己孩子身上激勵的任何成長，以及我們希望在別人身上引發的任何考量，都必須從尊重的立場和強化尊重的選擇與行動開始。

在許多年前我讀到的一個小品文裡，一對美國夫婦到義大利南方的卡布里島旅遊，在一個高聳的懸崖上有一間小小的咖啡館，他們在那裡遇到一位自稱會說英文的男子。當那名男子帶領他們到陽台上觀賞維蘇威火山和壯觀的那不勒斯灣時，他們根本聽不懂從他嘴裡吐出來一連串的話裡的任何一個音節。然後他張開雙臂示意著眼前儳人的宏偉景象說：「吶全景，如此非常！」

敘事和文法簡直糟透了，但是那人的觀點和意圖是十分明顯的。他希望來到他鍾愛家鄉的觀光客能夠對當地美景一覽無遺，因為他們觀賞的愈多，看到的就愈多，然後愈感到驚奇，能做的事也愈多，於是他們會想留下來，然後做更多的事情。你的自閉症孩子就像那樣。你在觀念上需要是一個有彈性的思維者和探索者，好奇、投入、常常

對事物產生疑問，並且為孩子、家庭，其次也為那些不懂自閉症的人，盡你所能地擴充生活經驗。唯有擴展你自己的眼界，你才能鼓勵孩子跟你一樣，他也才可能不再將自己視為只是一個自閉症患者，而能欣然接受並確信「全景」生活所能帶給他的，可以是如此「非常」。

畢業後幾個月的某一天，布萊斯站在廚房裡榨柳丁汁，然後把切達起司片堆到發酵的麵糰上。和往常一樣，他的話裡有明確的時間和距離，他告訴我，他高中那幾年裡一直在試著界定自己。他要怎麼適應一個視他為與眾不同的世界，但仍然忠於他精心培養、喜歡的自我形象？

我開始說，許多人都有過類似的經驗。不過我應該知道，他已經比我先走到那一步了。他微微一笑，溫暖到讓人心都融化了，同時流露出自在的自信。他說：

「我知道自己並不『自閉』，而且我也知道自己並不『正常』，管它的，所以我選擇別的。我選擇樂觀，我就是這麼看我自己的。」

致謝

這是維若妮卡・齊思克和我在出書方面第6次的合作，如果世界對我微笑，那不會是最後一次。要不是維若妮卡看出我腦袋裡豐富的想法，並且把它們擷取出來，就不會有這本書，也不會成就今日我們和全世界的家庭及專家創造出來的聯繫和對話。她從以前到現在一直是我的繆思女神和心靈夥伴。在前面幾本書的時候，她對我、對我的工作，以及最後也對你們這些親愛的讀者不遺餘力地奉獻，我早已找不到更好的話來形容她的付出。

我要謝謝珍妮佛・吉爾平・亞西奧（Jennifer Gilpin-Yacio）和Future Horizons的每一個人，他們不只讓我的書順利問世，而且很成功。我要感謝我的經紀人朱蒂・克蘭（Judy Klein），她是讓《10件事》以幾十種譯文版本推向全世界家庭的幕後功臣。

我的先生馬克總是無條件地支持我的工作，這是一種無法衡量的贈禮，沒有作家應該把它視為理所當然。

當然，沒有我的孩子就不會有這本書。康諾和布萊斯，你們一直是那麼的可愛，具體呈現出我最喜歡的一位作家馬克吐溫的一段話：「我媽媽跟我有一大堆麻煩，不過我覺得她樂在其中！」

國家圖書館出版品預行編目資料

自閉症孩子希望你了解的10件事：學習如何與自閉兒溝通和相處，
認識自閉症孩子的真正需求！／愛倫‧諾波姆（Ellen Notbohm）
著；張家瑞譯.
-- 初版. -- 臺中市：晨星出版有限公司，2021.08
　　面；　公分. --（健康百科；51）

譯自：Ten things every child with Autism wishes you knew (third edition)

ISBN 978-986-5582-86-9（平裝）

1.自閉症 2.特殊教育 3.親職教育

415.988　　　　　　　　　　　　　　　　110007675

健康百科 051	**自閉症孩子希望你了解的10件事：** 學習如何與自閉兒溝通和相處， 認識自閉症孩子的真正需求！	 填回函，送 Ecoupon

作者	愛倫‧諾波姆（Ellen Notbohm）
譯者	張家瑞
主編	莊雅琦
編輯	邱韻臻、林孟侃
美術編輯	黃偵瑜
封面設計	陳盈妤
創辦人 發行所	陳銘民 晨星出版有限公司 台中市 407 工業區 30 路 1 號 TEL：（04）23595820　FAX：（04）23550581 E-mail:health119@morningstar.com.tw http://star.morningstar.com.tw 行政院新聞局局版台業字第 2500 號
法律顧問	陳思成律師
初版	西元 2021 年 08 月 15 日
再版	西元 2024 年 06 月 24 日（二刷）
讀者服務專線	TEL：（02）23672044 /（04）23595819#230
讀者傳真專線	FAX：（02）23635741 /（04）23595493
讀者專用信箱	service@morningstar.com.tw
網路書店	http://www.morningstar.com.tw
郵政劃撥	15060393（知己圖書股份有限公司）
印刷	上好印刷股份有限公司

定價 380 元

ISBN 978-986-5582-86-9

TEN THINGS EVERY CHILD WITH AUTISM WISHES YOU
KNEW (THIRD EDITION)
by ELLEN NOTBOHM
Copyright: © 2019 by ELLEN NOTBOHM
This edition arranged with KLEINWORKS AGENCY
through Big Apple Agency, Inc., Labuan, Malaysia.
Traditional Chinese edition copyright:
2021 MORNING STAR PUBLISHING INC.
All rights reserved.

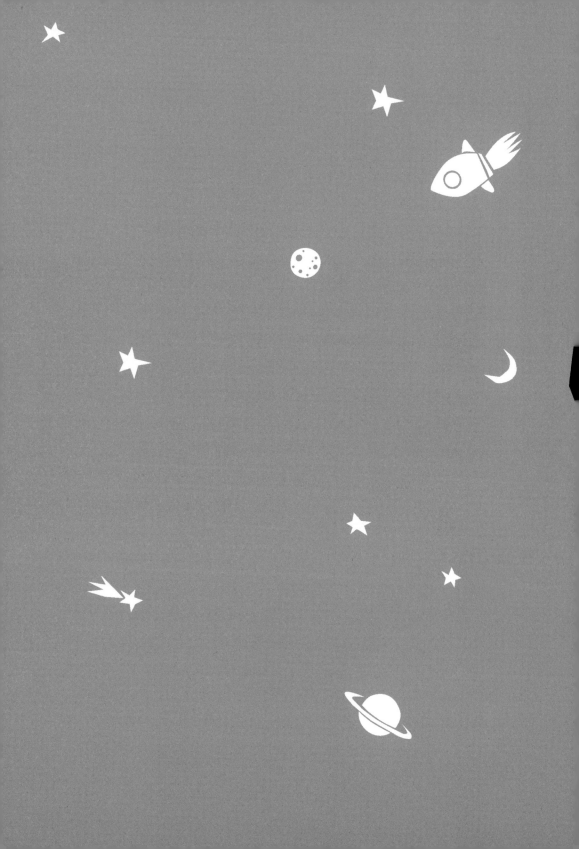